あなたの心に 華やぎを

スーザン・フェイス

2021 年初版発行

ISBN 978 1 736 93143 1

挿絵：スーザン・フェイス

カバーイラスト：スーザン・フェイス

カバーデザイン：テイラー・ベイバット

謝辞

本書の完成にご協力いただいた皆様に心より感謝申し上げます。

本書執筆の着想をくださった杉野宣雄氏。

原稿を巧みに編集してくださったクリス・ボイヤー氏とベス・アン・ロンバルディ氏。

アートの観点から表紙やレイアウトについて助言をくださったテイラー・ベイバット氏。

世界中のたくさんの花を愛し自然の癒しの力を信じる皆さんに本書を捧げます。

目次

パート 1: あなたの心に華やぎを

パート 2: あなたの人生に華やぎを

パート3:あなたの世界を彩る

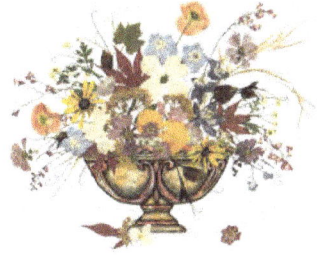

パート1

あなたの心に華やぎを

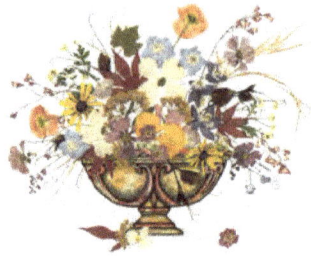

はじめに

調和の取れた質の高い人生を模索しない人などいません。特に現代社会では、ストレスを軽減し認知機能を改善する方法探しが、今までになく重要になっています。年齢を重ね記憶力が弱まることによって、人のお世話になることを余儀なくされたり、心身虚弱に陥ったり―そんな方々が後を絶ちません。特に団塊の世代に顕著です。エクササイズや地中海式ダイエット、クロスワードパズル、塗り絵など、心を活発に保ち、脳を刺激し続ける様々な方法が毎日のように紹介されています。しかし、生活に花を取り入れるだけで認知機能を向上させ、健やかな心を育むことができることを、ご存知でしたでしょうか？

何世紀にもわたって、植物や花はエッセンシャルオイル、強壮剤、お茶など、身体を癒すための治療薬として用いられてきました。植物は、衣、食、住、薬、酸素と、私たちが生きる上で必要なものを全て与えてくれます。驚くべきことに、花の美しさは人間の脳にもう一つの素晴らしい影響を与えることが分かりました。花は心の健康と認知機能を向上させることができるのです。そして、特に創造的表現と組み合わせると効果が高まることが分かっています。

様々なストレスやそれに伴う症状を抱える人が増加し、認知症や団塊の世代の高齢化などが問題となっている現代です。生活に花を取り入れることこそ、健康で活発な脳を維持するためのきっかけの一つとなるのではないでしょうか。

本書『あなたの心に華やぎを』では、花と脳の関係を理解し、生活に創造的に花を取り入れることで認知機能、心の健康を向上する方法に迫ります。また、そのための実用的な助言やアイデアを、関連する研究と共にご紹介します。

著者の花に対する思い

振り返ってみると、私にとって花との出会いはとても重要なものであり、今や人生の一部となっています。花には、無数の形状や色があり、常に私の好奇心をかき立て、創造的表現にぴったりな媒体となってくれました。ガーデニングの世界に足を踏み入れたことによって、私は多種多様な花や植物に触れることができ、それを通して周囲の世界を捉え、理解を深めました。私の花に対する深い関心の源は、色とりどりの庭を作る方法を教えてくれた母と祖母です。3歳の頃から私の遊び場は大自然そのものでした。そのため、8 歳の時に近所の人が押し花の存在を教えてくれたとき、その芸術の源である花とのつながりを強く感じました。彼女は花をどのように選び、処理するべきかを教えてくれました。また、電話帳の薄いページの間に挟んで数週間置いておくと、花が様々な作品の製作に活用できることも学びました。

代になると、創造的表現の関心はペンによる線画やイラストへと移行していきました。製図ペンを使って紙に描くミニチュア精密画の世界に夢中に。創作活動を通し自分を表現することは私にとって必要不可欠となり、美術学校への進学を熱望しました。しかし、両親は共に教師。「キャリアとして理にかなっていない」という理由から反対されてしまいました。両親の勧めから、看護の道に進みます。しかし、厳格な数値やガイドラインでがんじがらめの看護の世界に身を置くことで、自身の創造性をしばしば見失いそうになりました。

そんな中で、精神科での臨床研修の際にようやく活路を見出すことに―脳と人間の行動の研究です。そして、絵を描くことが一部の患者に精神的な癒しをもたらす、ということに気がつき始めました。創造することは、その手段を問わず、健康的にストレスを発散し、感情を表現する方法であるということ。つまり、言葉では癒しが得られない場合、創造的表現がその代わりになる可能性があることを目の当たりにしたのです。

その後、認知症を専門とする学位を取得。長年に渡り、創造的活動を通じて患者の不安やストレスを軽減することに従事してきました。私自身の創作活動も続けています。これの結果「花への情熱」と「ペンを用いたイラスト」とを組み合わせる手法を見出しました。精神科の看護師であり芸術家。そんな二つの顔を持つことで私は、医学」と「アート」の世界を往き来 る、という貴重な体験ができています。これにより、創造的表現が脳に果たす役割と、花などの特定のシンボルが心を刺激する力について理解を深めることができました。

私自身、英国押花ギルド（Pressed Flower Guild of Great Britain）に所属しており、押し花の手法を学ぶためにイギリスを訪問する機会を手にしました。押し花という分野に関してイギリスの方々はとても保守的で、伝統を重んじます。そのため、ペンを用いたイラストを押し花と組み合わせる、という私の手法を幾分型破りだと感じたようです。一方、日本の方々からの反応は違います。この組み合わせを歓迎してくださり、それどころか、世界押花芸術協会の一員として日本に招待していただきました。

私は日本に息づく押し花と、それを用いて幸福感を生み出す行為である「押し花セラピー」という言葉を学びました。これについて簡単にご紹介します。体がストレス状態にあるとき、血管が収縮。血の流れが遅くなり、結果的に細胞内を移動するエネルギーと酸素の量が減少します。一方で、脳は花の視覚的な美しさに反応し、身体がリラックスした状態になり、循環系が緩み、細胞内のストレスや緊張は緩和へと向かいます。押し花で作品をつくる「押し花セラピー」は、潰瘍片頭痛、胃の不調、高血圧、うつ病など、ストレスや否定的な感情によって引き起こされる多くの症状を軽減すると考えられています。ストレスは細胞内に次第に蓄積し、放っておくと深刻な健康上の問題につながる可能性があります。生活に花を取り入れる。これだけで、ストレスによる負のエネルギーを相殺してくれる可能性があることがわかっています。自然の中で花に囲まれる、花をアレンジして鑑賞する、またはさらに一歩進んで花でアート作品を作るなど、どのような方法でも構いません。花は「視野に入った」途端に、前向きな感情を生み出す手助けをしてくれるのです。

植物や花に囲まれる、あるいは鑑賞しているだけで、私たちの身体的、精神的な健康に良い影響があることが、研究によって次々と明らかになっています。ラトガーズ大学のジャネット・ハヴィランド・ジョーンズ氏が実施した行動学的研究によると、調査対象の 98%が、花があることによって幸せで前向きな感情になっていることが明らかとなりました（参考：Jeanette Haviland-Jones, 2001）。美しいフラワーアレンジメントの飾られた部屋にいるだけで、気分が明るくなり、緊張がほぐれる。そんな効果が期待できます。それどころか、一日の流れを変えることすら可能です。

花は私たちの心を引き付け、癒しを届ける「配達員」のような役割を担っていると私は考えています。そこで本書『あなたの心に華やぎを』では、そんな自然の素晴らしき力に対する見方が一変する視点をご紹介します。

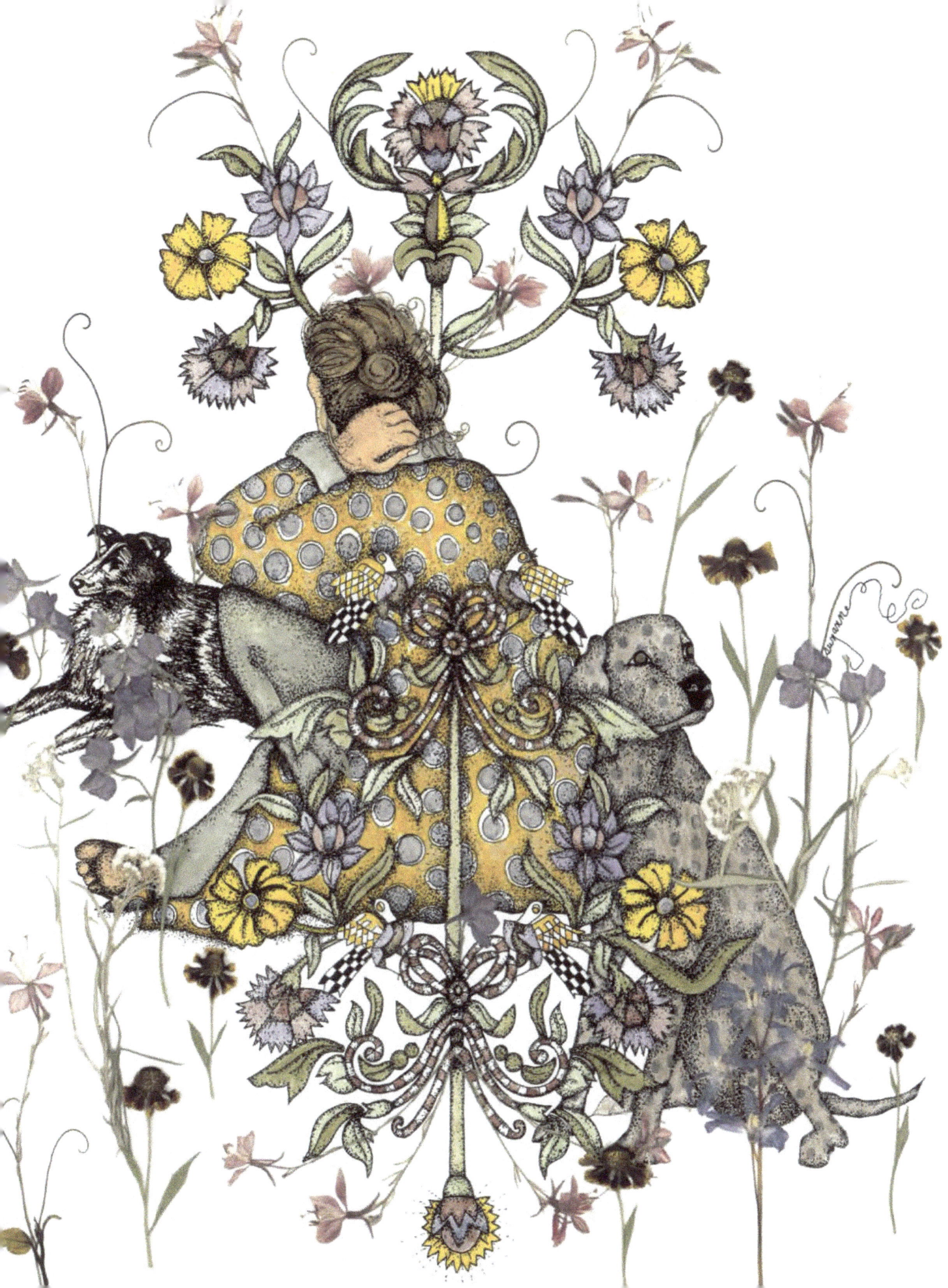

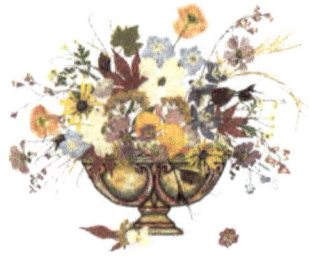

第1章

創造性と健康

創造的な人生を送ることの意味

誰もが「創造の機会」を欲するもの。表現の手段は違えど、私たち誰もが、これを求めています。「創造する」という言葉からは、多くの人が素材を組み合わせ美しい芸術作品を世に送り出す芸術家をイメージするかもしれません。しかし、実際には、創造的に表現することは、もっと広い事柄を意味します。シンプルな食材を使って美味しい料理を作る料理人や、コンセプトを基に巧みに授業を組み立てる学校の先生も「創造」しています。

どのような形であれ、創造的表現は、私たちの様々な感覚を呼び覚まし、それらが手と手を取り合い働くよう促します。人が何かを創造する時、脳内、身体内の全ての細胞が、外部からの知覚情報に反応—脳内では「対話」が始まります知覚情報が次から次へと受け渡される中で、体内の情報網が覚醒し、エネルギーが溢れ、動作が活発化します。創造的表現とそれに伴う思考や行動によって生み出されるこのエネルギーは、私たちが生きているという本質的な感覚を得るために必要なエネルギーと寸分違いません。

「create（創る）」という言葉の根幹にある意味は「無を有にする」です。何かを創造する時に私たちの中を駆け巡るエネルギーこそが、いわゆる「本来の自分」、「魂」と呼ばれるもの

で、それによって呼び起こされる感覚を、人は 「感情」 と呼びます。「emotion（感情）」 とは言うなれば、単に、エネルギー（e）の体内での動き（motion）です。ある意味で、私たちの心と体の架け橋になっているのが感情だと言えるでしょう。

「ゾーンに入る」 という言葉があります。これは心と体が一直線に結びついている状態です。何かを創造している時に得られるこの感覚、感情は、エネルギーが魂から心へ、そして体へと淀みなく流れていくための起点となります。このつながりによって、私たちは「概念から実態を生み出す」ことができるのです。体内を駆け巡るエネルギーは、感情の放出を促し、それがストレスの軽減と幸福感につながります。好きなことをしているとき、その行動を心から楽しんでいる時に、生命力と前向きに生きようとする気持ちが頂点に達します。

あなたにも、身に覚えがあるはず。自身にどのような創造性が秘められているのか分からなくとも、それが今発揮されている—そう、感じる瞬間です。思考が冴えわたり、アイデアが造作もなく湧き出る。「創造」 という言葉の定義を幅広く解釈することが非常に重要です。創造とは、心に火を灯し、もともと存在しなかったものを世に送り出すことを意味します。想像力を使って創造的な思考に耽ることは、キャンバスに筆をはしらせるのと同じように、立派な創造です。創造とは、脳を活性化させ、自身との対話を促してくれる存在。

人は皆、生まれながらにして創造的です。人生を生き抜くのに有用な革新的パターンを見つけようと模索しています。人生に、一握りの創造性を取り入れるだけで、そこには、生き生きとした日々が広がります。創造すること、そして、創造性の源とつながること。これは、皆に与えられた権利。必要なのは、耳を傾けることです。新しいことに挑戦したり、いつも通りのことを全く新しい手法で試したりする。知覚に時間をかけ、十分に味わう。感覚の壁を取り払い、想像力を膨らませる。これらは、私たち人間—物理的な世界に生きる感覚的な生き物—が「つながる」ためにできることのほんの一例です。

創造性と脳の関係

近年、創造的活動による認知能力の改善について関心が高まっています。科学の進歩は凄まじく、脳機能イメージングという技術を用いることで、創造的なプロセスを観察することができます。創造的行為に際し、脳の複数の領域が同時に刺激され、つながります。そして、情報が脳内を移動するにつれて、新しい神経回路が誕生。さらに、編み目状になった回路が脳のさま

ざまな領域を網羅し、かけがえのない結びつきを形成—これが、記憶を呼び起こしたり、運動技能を引き出したり、感覚をよみがえらせたりする役割を果たし、結果的に、脳は覚醒し、調和の中で機能することができます。

昔好きだったミュージカルの曲を聞くと、歌詞だけでなく、その時誰と一緒にいたか、何をしていたか、食べた物の匂いや天気さえも、思い出すことがあります。歌を聞いただけで、脳のさまざまな領域に格納されていた感覚すべてが一瞬で目覚めます。また脳が特定の瞬間の体験を再現する時、認知力が向上し幸福感が得られます。感覚的体験がこの脳内の結びつきをどのように刺激するかを理解することで、脳内の伝達機能を意識的に強化することができます。

これに関連し、世界各所の大学の神経科学者が、創造的表現が脳を刺激し新しい神経網の形成を促す強力な手段であるとして研究を行なってきました。脳内の伝達システムはこの神経網を頼りとするため、形成される回路が多いほど、過去に格納された記憶データを新しい体験と結びつける能力が高くなります。新たな神経網の形成と強化により、脳内の伝達能力と記憶蓄積機能が維持される仕組みです。創造性とアルツハイマー病に関する研究も進んでおり、長年に渡り頭を使う作業に取り組んできた人の神経網はより強固で、数も多く、アルツハイマーの発病を遅らせる可能性が示唆されています。

団塊の世代が高齢化し、人口全体の寿命が延びる昨今。認知状態を維持する方法を模索する動きが高まりを見せ、心身共に健康でい続けたいと望む人が増えています。これに関して、広く支持されるルールがこちら—駄目にしないためには「使う」こと。そんな考えに基づいて、最低でも週3～4回、30分以上の有酸素運動、クロスワードパズル、数独、または、新しい言語やスキルを学ぶことで頭脳を鍛えることなどが推奨されています。

創造的表現という概念は、今注目を集めつつあります。塗り絵人気がその証拠です。あらゆる難易度で楽しめ、興味に合わせて色塗りを楽しめます。塗り絵は、「今に集中し—つまりマインドフルになり—その日のストレスを解消する効果あり」という謳い文句で販売されがちです。たしかに、それ自体は間違いではありません。しかし、より厳密には、色を塗る際に使用される運動技能、色を決定する行為、さらには塗り絵のデザインそのもの、これらすべてが、脳内に入ってくる知覚情報を形づくります。これもまた、単純な創造的活動を行うことが、脳の複数の領域の結びつきを促進し、それらの連携を促すことを示した良い例です。

新しいスキルや様々な形の創造的表現を模索することは、伝達能力向上につながるだけでなく，記憶障害を抱える人の助けとなる可能性も秘めています。私たちの脳は、何千もの感覚信号を日々受けとり処理します。これのおかげで、この世で経験するあらゆることの解釈が可能になっています。目にし、味わい、嗅ぎ、聞き、触れたものが、体験の材料です。そして、脳により、このような体験を今後の参照のために維持するかどうかが決定されます。焼きたてのパンやチョコレートチップクッキーの香りが、大量の記憶を呼び起こし、脳の活動を活性化させることがあります。遠い昔に聞いた歌が、その瞬間へのタイムスリップのきっかけとなることも。さらには、赤と緑の組み合わせを目にするだけで、クリスマスを思い出すことも。これらは脳に格納された知覚体験によるものです。それが形成されるきっかけとなった元の知覚的な刺激を再度受けることにより、脳内で呼び起こされるのです。

心の健康のために創造する

創造的行為は、脳内の神経回路の循環と刺激を担うだけでなく、気分や士気を引き上げる効果があることが研究によって明らかになっています。ストレスは脳内の血管を収縮させ、循環を鈍化させ、エネルギーの流れを遮断します。スランプに陥った作家や芸術家を想像してみてください。体はこの変化を感知し、他の部位に信号を送り、エネルギーの流れを遮断してしまいます。そして、結果的に、様々な体調不良が引き起こされます。創造性は、遮断されたエネルギーの流れを元通りにする存在です。より自然で調和のとれた状態に戻してくれる救世主なのです。

ジーン・D・コーエン博士は、その著書である『TheCreative Age ：Awakening Human Potential in the Second Half of Life』（著者：Gene D. Cohen, 2000）の中で、創造性はさまざまな形で人生の改善に寄与すると述べます。創造的活動は、幸福感を育み、免疫力を高め、心身の健康を促進します。創造することには、副交感神経系を通じて肯定的な感情を生み出し、否定的な感情を抑える効果があります。また、何かを創造するには、さまざまな微細運動が必要となります。その動きによって、視覚と手が協調する頻度が増え、脳の視覚・空間を司る領域が刺激されます。脳内のそれぞれの領域が一体となって機能するほど、調和の感覚が強くなります。今や、創造的表現が脳の健康を促す重要な要素であることは、科学的には自明の事実。脳が健康だと、身の回りの出来事を前向きに捉えることができ、心身の健康が向上し、幸福感が増します。創造的表現は、自己表現を通じて本当の自分を発見する手助けにもなります。ジ

ョージタウン大学メディカル・センターで生物物理学と生理学について教鞭を振るったキャンディス・パート博士は、創造性が脳に与える影響を広範囲にわたり研究してきました。彼女はその研究（参考：Candace Pert）の中で、互いに影響を及ぼし合う、脳と免疫系の間で構築される伝達システムの存在を示唆しています。彼女の仮説によると、創造的行為の際に生じる感情の結びつきをきっかけに、脳と免疫系の働きにより、健康や幸福感を促進する神経化学物質が体中で分泌されるとのことです。

創造的表現に必要なものについては、多くの方が誤解しています。持って生まれた才能があるか否かで決まると考える方もいれば、才能がないことを恐れ、創造的表現をためらう方もいるでしょう。そういう人は「正しく」できないことを恐れるあまり、創造的活動のうまみを逃しています。

重要なのは、創造的表現を伴う何かしらの活動をすることによって、日常の思考から離れ、脳に休息を与えることです。一般的に人は 1 日に約 60,000 個の思考を生成すると言われており、そのうち 95％が毎日思い浮かべる内容です（参考：Truth Inside of You）。この繰り返しの思考が、脳を刺激し新しい神経回路を構築することはありません。

意識的かつ意図的に創造することではじめて、脳と体が一体となって働くよう刺激され、その行為が癒しとなるのです。身体の生理機能が「ストレス」から「リラックス」へと切り替わります。創造的活動に没頭することで「ゾーンに入る」ことができるのには理由があります。創造的活動により特別な脳波が生成されます。この脳波は自律神経系に作用し、脳内に好ましい刺激をもたらす神経伝達物質を分泌させます。脳内、そして、身体全体で血流が増加し、細胞に酸素が供給され、癒しの生理状態が実現するのです。

そもそも、癒しというのは、創造的活動を通して自身の心を探り、想像力を解放し、心の最も奥深くに潜む感情を発見すること―つまり、自身の中から得られるものです。つまり「魂に迫る旅」。生命力として私たちの中を流れ、活気づけてくれる魂そのものを探求する旅路に他なりません。創造するためには、心と体が調和して機能する必要があります。これらは別々のものではなく、それぞれの延長にあるもの。2 つを結ぶ架け橋となるのが感情であり、それにより相互に影響を及ぼし合うシステムが形成されます。意識的に創造する能力を育むことによって、心身の一体感を感じ、思考がはっきりとして、幸福感を得ることができます。

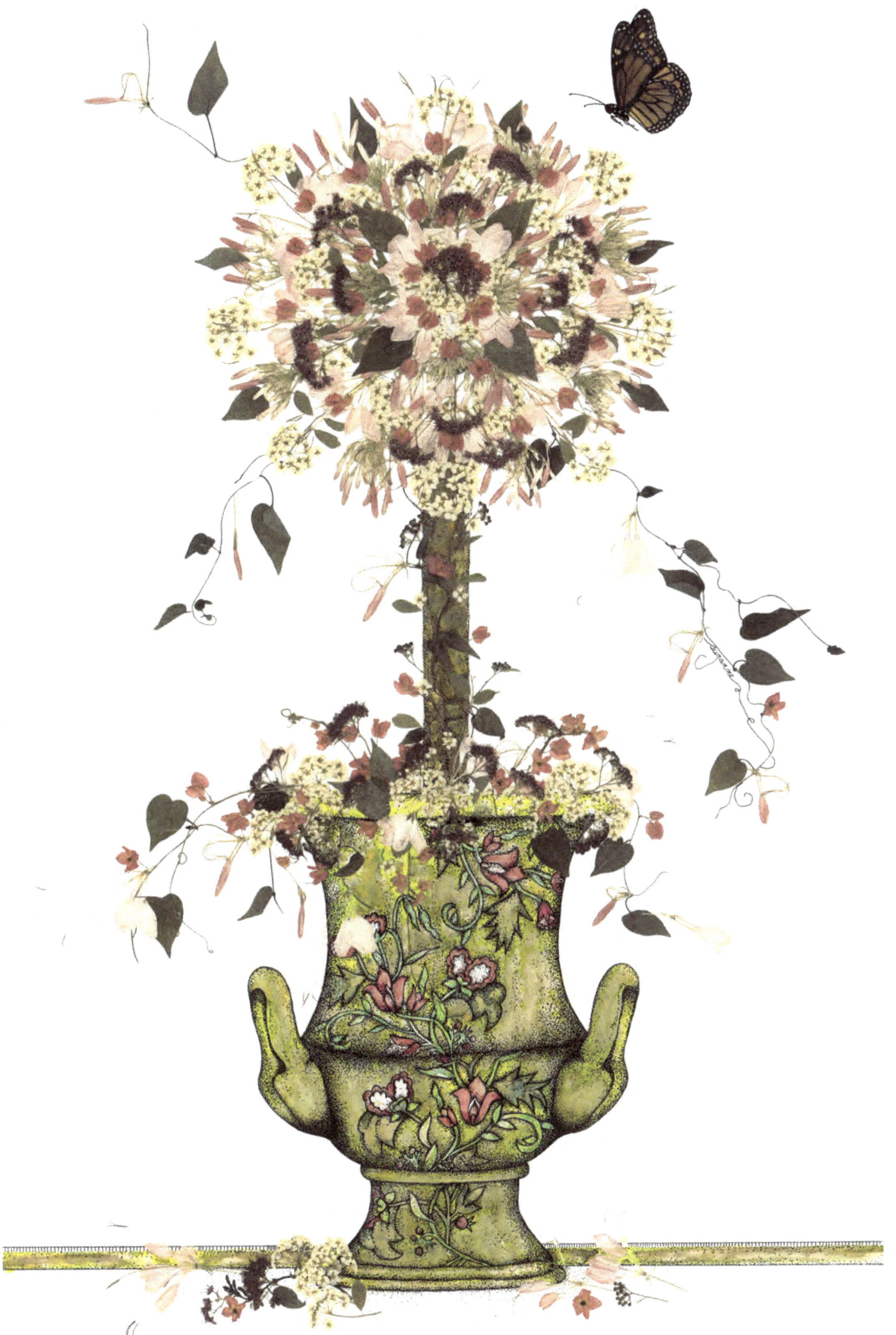

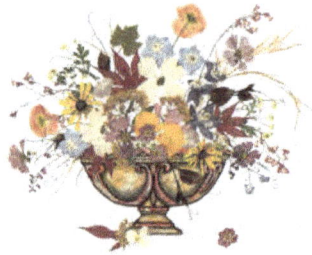

第2章

花──私たちを健やかにする自然からの贈り物

花が感情に及ぼす影響

感情は、それを引き起こした出来事とセットで記憶に格納されます。ある出来事の記憶が幸福なイメージと結びついている時、同じような出来事に遭遇する度に、脳は無意識のうちにその幸福感を再現します。だからこそ、気持ちの良い記憶と結びついた状態で創造的活動に没頭することで、心が内側から自分を癒してくれるよう促し、健康や幸福感を手にすることができます。

幸福感を得るためには、感情がどのように生まれ、私たちの心と体にどのように結びついているかを理解することが重要です。キャンディス・パート博士は著書『Molecules of Emotion』（著者：Candace Pert）の中で、アメリカ国立衛生研究所（NIH）にて自身が行なった研究の中身を報告しています。そこには、こう記載されています。脳内で、感情を引き起こす生化学的反応が繰り広げられているとのこと。これは、アミノ酸が結合してできるペプチドであり、

感覚的経験を通じて活性化します。ペプチドとは、私たちの脳や身体内に存在する物質です。感覚的経験の刺激の強さに応じ、決まった量のペプチドが分泌されます。ペプチドが分泌されることによって、体はフィードバックのループ（注釈：神経ペプチドが信号を脳に運び、脳はこの信号を解釈し、感情的な反応を決定および調節する神経伝達物質を放出）を経験し、それが一体感や幸福感の創出につながります。この仕組みを理解することにより、前向きな感覚刺激に意識的に接するかたちで「創造」ができるようになるはずです。

自然界は多くの感覚刺激に満ちていますが、前向きなものもあれば、そうでないものもあります。人間による、「自然に対して反応し、それにより自らが回復する」という性質は十分に立証されています。「phobia（恐怖症）」という言葉があります。これは恐れに関係しています。一方で「philia（愛好）」という言葉は、親和性を意味します。これを踏まえた上で、「バイオフィリア（生命愛）」という言葉をご紹介します。これは、植物、自然、他の生物とのつながりを求める人間の本能的な性質を示す言葉として、エーリヒ・フロム氏（参考：Fromm）によってはじめて用いられました。人間と自然のこのつながりは、私たちの潜在意識の中に存在するもので、脳のさまざまな領域に影響を与え、ストレスを軽減し、注意力を高め、心身の健康を改善してくれます。バイオフィリアに関する研究（参考：Patil）では、この影響は主に、本人が意識していようとなかろうと、単に自然が目に心地良いことで起こるものであるとされています。

脳は視覚的な情報を他の何よりも速く処理します―光は音よりも速く動きます。私たちの目は、光の密度という形で映像を受け取り、網膜がその情報を脳に送信し、脳が見ているものの形状、色、位置を処理します。

マサチューセッツ州ケンブリッジ、マサチューセッツ工科大学（MIT）の脳認知科学部名誉教授であり、『Attention、Perception、and Psychophysics』誌に 2014 年に掲載された研究論文（著者：Potter）の上席著者であるメアリー・ポッター博士によると、脳は目で見た画像をわずか 13 ミリ秒で解釈するとのこと。つまり、目が対象を捉え、脳は実際に何を見ているのかを定義するよりも早く、それに応答する可能性が示唆されます。周囲の状況に基づいて、たとえば、地面に長く、まっすぐな物体があるのを確認した時、実際にはよく観察すると蛇であるにも関わらず、瞬時に棒であると解釈することがあります。

私たちが本来持つ自然界への親和性により、自然の好ましい光景を目にするだけで、体全体で肯定的な記憶や感情が解放されます。自然界を象徴する存在である花は、脳内での独特かつ強

力な刺激の生成を促すことが研究により明らかになっています。花を見せられた被験者では、脳を循環する電磁エネルギーの増加が見られました。身体を流れる前向きなエネルギーが増加すると、身体的、精神的、情緒的健康が促進されます。

様々な創造に用いる手段の中でも、花は最も強力な視覚的刺激を与える存在です。描くにせよ、アレンジするにせよ、育てるにせよ、リビングに飾るにせよ、花は日々の生活におけるストレスを抑制してくれます。言うなれば、自然が与えてくれた贈り物です。

これまで長きにわたり、科学や医学の専門家により、花が様々な方法で私たちの健康や幸福に影響を与えるという驚くべき研究結果が発表されてきました。歴史的な記録によると、ヨーロッパ初期の病院の役割を果たした、複数の修道院の診療所では、庭は治療を支える不可欠なものと見なされていました。1768 年に、独立宣言の署名者であるベンジャミン・ラッシュ医師は、ガーデニングが精神障害を抱える患者の症状を改善したと記録しています（参考：Eva C. Worden）。フローレンス・ナイチンゲールも、1859 年に『看護覚え書』（著者：Nightingale）の中で、「患者に提供される物体のさまざまな形や色彩は、実用的な回復手段」として自然の美しさについて触れています。

これまで癒しや幸福感と植物との関連を観察する研究が盛んに行われてきました。そのような研究はすべて、自然に触れることが癒しを促進するという考えをさらに後押しする肯定的な結論を出しています。テキサス A&M 大学の環境心理学者であるロジャー・ウルリッヒ博士は、少なくとも 12 件の研究の中で、「特定の種類の自然の風景を見るだけで、穏やかで、リラックスした状態を瞬時に得ることができる」（参考：Ulrich, View Through a Window May Influence Recovery from Surgery）ということを証明しています。この 1984 年の研究で、ウルリッヒ博士は、植物を見た被験者においてストレスレベルが減少し、必要な鎮痛薬の量が減少し、入院期間が短くなり、楽観的な物の見方ができるようになり、幸福感が増したことを確認しました。この研究は、同氏の他の多くの研究と共に、ウルリッヒ博士の著書であり医療施設を作る上での指針として大きな意味を持った『Theory of Supportive Design』（著者：Ulrich, 1997）の礎となっています。

ウルリッヒ博士の研究成果により、院内に自然の景観を取り入れた、患者に優しい医療施設作りという、新たな院内環境へのアプローチが採用されるようになりました。今では、患者の治療と回復を促すために、こういった施設に一般的に植物や花が取り入れられています。患者の腹部手術からの回復を促す効果が植物にあることを確認するために病室を花や植物で装飾する、

という試みがパク氏、マットソン氏（参考：Seong-Hyun Park）により実施されています。めまぐるしく過ぎてゆく現代のハイテク社会を生きる私たちの身体には、日々大きな負担がかかっています。そのため、専門家の面々は運動などの、ストレスを軽減できるライフスタイルへの移行を勧めます。ラトガーズ大学人間開発研究所の心理学教授であるジャネット・ハヴィランド・ジョーンズ博士は、花が実際に人を幸せにするかどうか研究を行っています。

2001 年に、同氏はラトガーズ大学の研究チームとアメリカ花屋協会（Society of American Florists）と共同で、花と高齢者に関する研究（参考：Jeannette Haviland-Jones）を実施。この研究の目的は、社会との関わりが薄れ、気分が落ち込むリスクのある高齢者に対する花の影響を観察することです。研究に参加した 100 人の高齢者のうちの一部には花を送り、残りの被験者には送りませんでした。その結果は、示唆に富むものです。高齢者には、加齢に伴う問題がつきまといますが、これに対して自然がもたらす効果が明らかになりました。具体的には、研究に参加した 81％の高齢者において、花を受け取った後に気分の改善が見られました。また、高齢者の 40％に、家族や親しい友人など普段の交友関係を超え、社会的な関わりを広げる傾向が見られました。さらに、花を受け取った高齢者の 72％は、花を受け取っていない高齢者と比較して、記憶力テストで非常に優れたスコアを獲得しました。

ここである疑問が湧きます―花が単に気分の変化を引き起こし、それがやる気、さらには記憶に影響を及ぼしているのか、それとも花そのものが記憶機能の変化を引き起こしたのか。そこで、花が気分に与える影響に関する研究が増加傾向にあることを後ろ盾に、ハヴィランド・ジョーンズ博士は、2015 年に花による感情への影響についてさらに進んだ研究を実施。結果は、『An Environmental Approach to Positive Emotion: Flowers（ポジティブな感情への環境面からのアプローチ：花）』（著者：Haviland-Jones）という名前で、学術誌『Evolutionary Psychology』に掲載されています。報告は三つの研究から成り、同氏はこれらを通して、花そのものが前向きな感情を呼び起こす強力な要因となっていることを証明しました。一つ目の研究では、女性が花を贈られるたびに「デュシェンヌ・スマイル」とも呼ばれる真の笑顔が現出したことが指摘されています。ちなみに、デュシェンヌ・スマイルとは、頬を上げ、目尻にしわができる笑顔のこと。このような笑顔は、前向きな感情とそれに関連する脳内の変化に結びついていると考えられています。花を受け取った参加者は、幸福を感じただけでなく、幸福感は最大 3 日間続いたとのこと。一方、花の代わりにろうそくを受け取った参加者では、デュシェンヌ・スマイルは見られず、前向きな感情も観察されていません。

二つ目の研究では、ハヴィランド・ジョーンズ博士の研究チームが、エレベーターに乗る人に花かペンのいずれかを配りました。花を受け取った人々は、通常の振る舞い—階数の表示が変わっていくのをただ静かに見つめるといった具合—をやめ、代わりにエレベーターの真ん中の方へ歩み寄り、心からの喜びを意味するデュシェンヌ・スマイルを見せ、会話まで始めました。ペンを与えられた人には、そのような行動の変化は見られませんでした。繰り返しになりますが、花は、他の要因に比べ、より前向きな社会的行動を誘発しました。

三つ目の研究で、ハヴィランド・ジョーンズ博士の研究チームは、55 歳以上の参加者に花を贈呈しました。この研究でもまた、前向きな気分と感情の高揚が見られました。さらに、参加者のエピソード記憶も改善。生活の中の自伝的記憶の細かな部分まで思い出す能力が向上しています。

花は、長期的に素晴らしい気分の改善をもたらします。そして、この効果は、花によるストレス軽減、幸福感増幅と密に関係しています。長年にわたり、周囲に花や植物がある時にみられるストレスの軽減、気分の高揚、術後の回復促進、社会性の改善、職場での生産性向上などを示す研究データが発表されてきました。2004 年には柴田氏、鈴木氏（参考：S.Shibata）が、屋内の植物が創造的なタスクの生産性と気分に与える影響についての研究結果を発表。この研究でもまた、植物の効果について肯定的な結果が示されています。概して、これらの研究は健康的かつ自然な方法で日々の気分をコントロールし、脳を刺激する新たな手段を提示してくれています。

押し花セラピー

花は自然による巧みな表現の結果であり、すべての生きとし生けるものをつなぐ普遍的な生命源の象徴でもあります。何世紀にもわたって、世界各国の文化の中で、精巧な花輪やフラワーアレンジメント、庭園などにより花の美しさがたたえられてきました。押し花は、平面に乾燥させた花を使って美しいデザインを制作する技法であり、日本でも広く親しまれています。

2001 年に NHK で、平田幸一教授による脳と花の関係に関する研究（参考：Hirata）のドキュメンタリーが放送されました。その中で、獨協医科大学で神経学を専門とする平田教授は、花が脳を活性化し、自律神経系と血圧を安定させ、免疫力を強化する仕組みの究明に挑戦。PETスキャンを用いて、被験者の脳を観察する実験が実施されました。

最初の実験では、参加者が押し花を使って作品をつくったときの脳内の血液の循環を、脳機能イメージングを使用し測定。花を視覚的に認知するだけで脳が刺激され、脳機能が改善するのであれば、そのような肯定的な花を用いて創造的活動に従事すると、脳がさらに刺激され、記憶力が改善されるのか—そんな問いに対する答えを出すためのものです。

この実験には、押し花の経験がほとんどない主婦2名が参加。それぞれ好きな花を選び、押し花を作成します。平田教授はPETスキャンを用いて脳内の血流を測定。脳への血流が増えると、右脳、左脳の特定の領域が赤く表示される仕組みです。

脳機能イメージングから、参加者が単に花を見たり、他人が押し花に従事しているところを観察したりするだけでは、脳への刺激の変化は微小もしくは中程度にとどまることが明らかに。一方で、2名の参加者が自身の押し花づくりに取り組んだとき、脳への強い刺激を示す濃い赤が示されました。平田教授の研究により、花で何かを創造することは、単に花を使った活動を観察するよりも脳の血流増加に大きな影響を及ぼすことが明らかになったのです。この血流の増加は、被験者の全体的な脳機能を活発にし、前向きな感情を促進するという二次的な影響も及ぼしました。

平田教授の二つ目の実験のテーマは、花で何かを創造することによる脳の血流増加が、記憶力を改善することにつながるかどうか。この実験の参加者には、10枚のトランプを選び、30分後にカードの内容を思い出すという簡単な記憶テストが実施され、その結果が記録されました。その後の5日間、参加者は押し花での作品づくりをして過ごしました。5日後、もう一度10枚のトランプを選び、30分後にその内容を思い出すテストを実施。結果、前述のように押し花に従事する5日間を過ごした後に受けたテストでは、思い出せるカードの枚数が増加しました。

平田教授は記憶力の向上は、花で創作する際に起こる脳の活性化に直接関係していると結論付けました。押し花を使った作品づくりは、右脳の創造的表現を司る部位を刺激するだけでなく、微細運動と空間的関係を司る前頭葉も活性化します。脳全体が同時に活性化されることで、脳内エネルギーの流れが、記憶力、回想力を向上し、幸福感をもたらします。

花を使った創造的活動は、情緒的健康を促進する手段としても利用できます。何かを創造するとき、脳内の伝達システムが活性化され、体全体のエネルギーの流れが活発になります。脳が肯定的な反応を示す視覚的情報を利用して創造に従事することで、このエネルギーの流れを促進できます。花を使って作品をつくるなど、創造的表現によって神経系が刺激されると、エネ

ルギー、つまり生命力がスムーズに体中を駆け巡ります。押し花を使った絵画、フラワーアレンジメント、ガーデニングなどの花を使った創造的活動は、このエネルギーの流れを解き放ち、健康と幸福を増進してくれます。近年、アルツハイマー病患者が増加し、人口の高齢化が進んでいます。そんな中で、植物や花によるセラピーは、患者の脳の血流を促進し、記憶を司る部位を活性化する活動として、科学者の面々が決して無視できない選択肢となるでしょう。

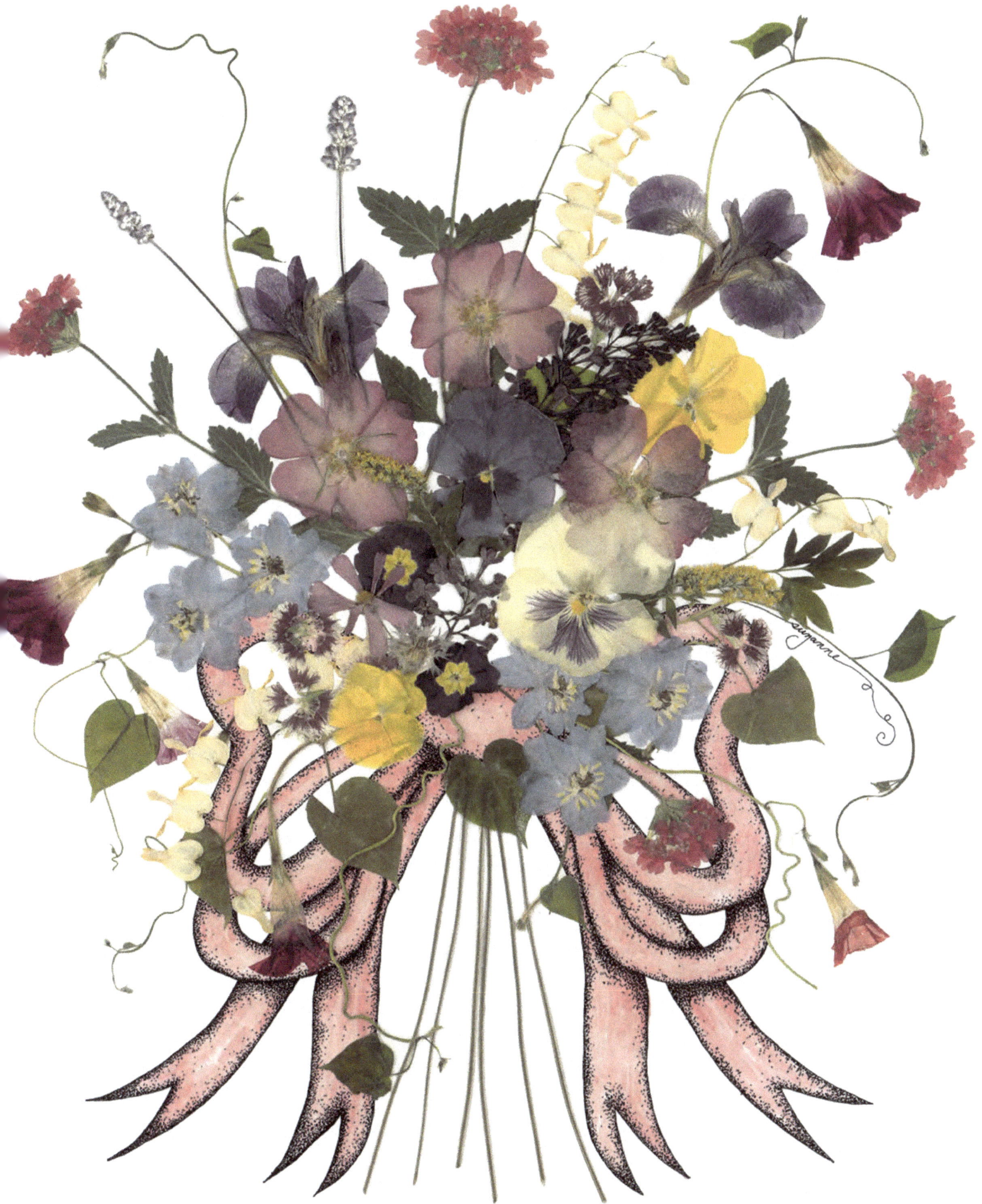

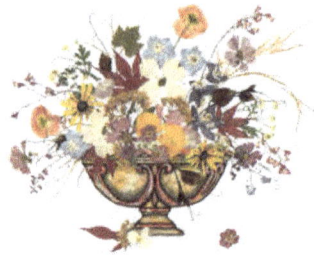

第3章

色を使って創造する

感情を彩る

花はさらに、感情的な反応、気分、社会的行動、記憶に対して、即時的かつ長期的な影響を及ぼすようです。これは男性、女性に関わらず当てはまります。花の画像を見るだけで、脳に肯定的な刺激を与えることができ、前向きな感情が素早く溢れ出します。それどころか、特定の色の花を選ぶことで、花が脳に与えるこの効果をさらに高めることができます。

多くの古代文化では、日光と色の力が治癒に用いられていました。日光は、色を癒しの手段として用いることと一見直接的な関係がないように思えるかもしれません。しかし、光はプリズムを通して反射することで、7色に分割されます 一つまり、スペクトルと呼ばれるものです。色は光が特定の周波数で振動する時に形成されます。したがって、色は光により現出するものであり、多くの文化で治療法と結びついており、神聖な意味を持ち得るのです。

古代エジプトでは、癒しを目的とした各種宗教施設が建てられています。それらは、部屋に差し込む日光が色のついた宝石に反射し輝くように設計されていました。病気の状態や治癒に必要な色に応じてスペクトルの中から特定の色が部屋に広がる仕組みです。

光はエネルギーであり、色はさまざまな周波数で振動する光により形成されます。これを前提として、それぞれの色が特定の振動エネルギーのパターンに紐付けられていると考えられるようになりました。これが、色を使った癒しの背景にある理論です。

紀元前 1800 年のサンスクリット語の書物では、人間の体には目に見えないエネルギーの糸車─つまりチャクラが、尾骨から頭頂部に渡り存在すると説明されています。チャクラは体内のさまざまな生理学的、神経学的システムを繋ぐ役割を果たします。そして、それぞれに、個別の周波数と色があります。

どのチャクラがどの色で振動するかを知ることで、特定の色を選んで創造し、対応するチャクラを刺激して癒しのエネルギーを体の特定の部分に伝達することができます。チャクラが解放されているとき、エネルギーは脊髄に沿って自由に移動し、私たちの肉体、精神、感情、魂をつなぎ合わせます。ちなみに、千里眼を持つ人は、このチャクラやオーラが見えると言われています。

個々のチャクラは、体内の特定の機能を司り、独自の色と紐付いています。これは、プリズムまたは虹で見られる色と同じ順番です。第 1 のチャクラは赤、第 2 はオレンジ、第 3 は黄色、第 4 は緑、第 5 は青、第 6 は藍色、第 7 は紫に共鳴します。

たとえば、私たちが赤を目にすると、第 1 のチャクラのエネルギーに「火が灯り」ます。チャクラの「糸車」が回転し始め、体全体に活力と暖かさの波が届けられます。人の目の網膜には、赤に反応する錐体が最も多く存在します。赤は注意を引きつける色で、注意深さを促します。停止信号や救急車の点滅するライトが赤なのはこのためです。赤い色の持つ刺激により、第 1 のチャクラが活性化し、脳は注意深くなります。つまり、地に足が着いている感覚や、地球のエネルギーと繋がっている感覚を手にする手助けをしてくれます。

次第に、赤は情熱を象徴する色になっていきました。これは、赤が私たちの生命の源である血の色であることと関係しているでしょう。多くの文化圏で、赤は積極的で活気を与える色と見なされています。特に中国では、幸運や強さ、男らしさを象徴します。赤に惹かれる人はオープンで率直な性格であると考えられています。このような性格でない人は、赤い色を身の周りに取り入れることで、活力を増強し、バランスを調整することができます。

このように、創造的活動の中で特定の色の素材を使用することで、創造の性格を変えることができます。赤は、イラストやフラワーアレンジメントに注目を集める色として使用できます。

同様に、さまざまな赤の色相を使用して作品をつくれば、作業中の集中を維持することができます。バラ、ポピー、ダリア、チューリップ、アマリリスなどの赤い花は、生花のフラワーアレンジメントには最適ですが、いずれも押し花には向きません。押し花には、赤いバーベナ、サルビア、ベニバナツメクサ、またはフロックスなどの方が向いています。すべての赤い花が押し花にした時にその鮮やかな色合いを保持できるわけではなく、多くのアーティストはカラーインクやパステルを使用して、赤い色合いを再現しています。また、色合いを維持できるように予め染めた状態の押し花をオンラインで購入する人もいます。

第2のチャクラはオレンジ色で表されます。オレンジは原色ではなく、赤と黄色の組み合わせであり、多くの場合その両方の性質を持ち合わせています。オレンジは身体の生命力を表し、知的活動を刺激する力があります。オレンジ色で表される第2のチャクラは生殖器官のあたりに位置することから、この色を見ると性的能力や遊びの感情が活性化されます。オレンジ色の花は生殖障害の治癒を促進すると言われています。世界中のさまざまな文化圏において、オレンジ色は、強さ、恐れを知らない心、好奇心、落ち着きのなさを引き出すことにも結び付けられています。

オレンジ色はそれ自体が非常に刺激的な色であるため、デザインでも衣装でも、ほんの少しオレンジを取り入れるだけで作品に面白さや華やかさを加えられます。オレンジ色によって引き起こされる視覚的な刺激は、危険な状況を示すための道路標識や製造業の現場で効果的に活用されています。屋外での運動に興じる人は自分の存在を車の運転手に警告するために、彩度の高い蛍光色のオレンジをあしらった服を着用することがあります。

オレンジは涼しげな色に少し暖かさを添える色で、その補色は青です。これらのことを、配色を決定する際に考慮する必要があります。ただし、オレンジ色を身の回りに取り入れようとする時には、赤と黄色の持つ活気を与える性質も理解しておきましょう。オレンジには物事を楽しむという側面があり、その刺激は、活気ある社会的交流やユーモアを生み出すのに効果的です。

オレンジ色の花には、オニユリ、ダリア、ガーベラ、カボチャ色のバラ、蘭、オランダカイウなど、さまざまな形やサイズのものがあり、ガーデニングやフラワーアレンジメントに興じる際の選択肢は大変豊富です。押し花の場合、個人的なお気に入りには、ハルシャギク、一部のキジムシロ属の品種、オレンジ色のポピー、マリーゴールド、キンレンカ、さらには紅葉の時期の落ち葉などがあります。オレンジ色は遊び心がある色なので、形状や変わった組み合わせを選択する際に好奇心が掻き立てられます。

第3のチャクラはみぞおちに位置します。このチャクラの色は黄色です。こちらも刺激的な色で、知的、精神的活動を強化する性質があります。ほとんどすべての文化において、太陽を象徴する黄色は、人々に明るさと創造性とユーモアをもたらします。自己を肉体の深くと結びつける役割を果たす赤に対し、へそとみぞおちの間に位置する第3のチャクラは、性格、アイデンティティ、および自我を司ります。仙骨のチャクラが喜びや楽しみと結びついているのに対し、第3のチャクラは自らを認識するのを助けます。世の中には「太陽のような」性格だと表現される人がいます。第3のチャクラは自尊心、自制心、自己鍛錬、さらには暖かな性格を形成する源です。

黄色を取り入れすぎると否定的な印象が生じる可能性がありますが、輝きや明るさが必要な場合には効果的で、暗い部屋や平凡な作品に光と暖かさを加えます。どのようなことにも言えますが、重要なのはバランスです。デザインに黄色を取り入れすぎると、刺激が強くなりすぎてしまうのでご注意ください。黄色の補色は紫です。最近では特定の色の花を咲かせるよう育てられる品種はたくさん存在し、黄色い花も例外ではありません。作品に合った形やサイズの黄色い花を探してみましょう。ワスレナグサ、ヒマワリ、マリーゴールド、キンギョソウ、バラなどは単体でも、組み合わせても美しい花束が作れます。押し花の場合、ラッパズイセン、デイジー、アキノキリンソウ、イワナズナ、テンニンギク、さらにはエニシダでさえ、デザインに程よい活気を与え、興味を引くことができます。

さらに背骨に沿って上に移動した心臓の辺りに位置する第4のチャクラは、緑色に反応し、愛と思いやりに結びついています。プリズムを通して太陽光を見た時、緑はスペクトルの明るい部分と暗い部分の中間に位置します。緑は明るく開放的な黄色と、落ち着きと思いやりを表す青を混ぜ合わせた色です。緑は思いやりの気持ちに心を解放し、自然への意識と感受性を生み出します。樹木が茂った森で腰を下ろしたり、緑の野原を眺めたりした時に、緑色が癒しを与えてくれるのを感じたことがあるはずです。

フラワーアレンジメントで使用される緑色の花の多くは、染めたり、特別に交配されたりした品種です。緑色の花には、菊、ワスレグサ、百日草、ナデシコ、モルセラ、バラなどがあります。アジサイの中にも緑の花を咲かせ、作品に魅力的な印象を与えるものがたくさんあります。押し花の場合、葉を使用して全体的に緑色を取り入れるのがおすすめです。特に、ダスティ・ミラーやヨモギのシルバーグリーンの葉は、時間が経っても色褪せません。他の花と同様に、全体的なデザインをより印象的にする興味深い形の品種を選びましょう。紫色は色相環で緑の反

対に位置します。これら2つの色を一緒に配置すると、振動のバランスが取れた補完的なデザインとなります。緑を多く使った作品に紫をほんの少し取り入れるだけで、印象的で目を引くデザインになります。

青は喉のあたりにある第5のチャクラが反応する色です。チャクラが解放され糸車が回転しているとき、私たちは本当の自分を解放できると言われています。目が色を知覚するとき、実際にはその物体から反射された光を見ていることになります。可視光は、長さと速度が異なる電波のスペクトルのほんの一部に過ぎません。赤の波長は最も遅く、長いのに対し、青と紫はより短い波長であり、素早く振動します。短い波長で振動する色は、心を落ち着かせる傾向があり、集中力を高めるのに効果的です。

青はしばしば穏やかでクールな印象に結び付けられますが、音楽の「ブルース」や気分が「ブルー」という表現に用いられるように、気分の落ち込みや孤独感にも関係しています。人は自分の精神状態に応じて特定の色に惹きつけられることがあります。たとえば、落ち込んだり孤独を感じたりしている時、心の落ち着きや安定のために青い色を求めることがあります。

青は世界中の多くの人が好む色と言われています（参考：Wolchover）。青は完全な落ち着きを体現します。人は青色を見ると、血圧、脈拍、呼吸がすべて落ち着きます。透き通った青い海や雲ひとつない青い空の輝きを眺めるだけで、落ち着きを感じる—そんな経験が、あなたにもあるはずです。

青い花に合う色は、使用する青の色調によって異なります。真っ青な花には、赤みがかったオレンジの花がよく合います。青みがかった緑の花は赤い花と最もよく合い、青紫の花はオレンジの花とよく合います。フラワーアレンジメントに使える青い花にはたくさんの種類があり、そのほとんどは簡単に庭で育てることや、花屋で購入することができます。

青い花にはアジサイ、アキギリ属の花、小さなワスレナグサ、ブルーベル、キキョウなどがありますが、フラワーアレンジメントや押し花アートにぴったりな私のお勧めはデルフィニウムです。デルフィニウムには様々な種類の青があり、押し花にした時に時間が経っても全く色褪せません。私の手元には30年前に作成した押し花のアート作品もいくつかありますが、青いデルフィニウムは今でも押し花にしたその日から変わらない青を保っています。

この色褪せないという特徴は色合いに関係なく、すべてのデルフィニウムに当てはまるようです。また、様々な色合いのヒエンソウやトリカブトも同様に色褪せませんでした。時間が経っ

ても色褪せないことが分かっているため、私はこれらの花をほとんどすべての作品に取り入れています。

紫色、ラベンダー色、スミレ色、藍色は、額の「第3の目」の辺りにある第6のチャクラに結びついています—この色のチャクラが非常に強く振動し、私たちの精神的な意識や直感を解放するのは偶然ではありません。紫とその同系色であるラベンダー色、スミレ色、藍色は、昔からリラックスを促進し、頭痛を軽減する効果があるとされてきました。ただし、紫が多すぎると、重く、濃い印象を与えてしまうことがあり、黄緑を合わせることで激しさを緩和し、バランスをとることができます。濃い紫はしばしば気品と結び付けられますが、スミレ色やラベンダー色の柔らかい色調はしばしば精神的な性質と関連しています。第6のチャクラは意識の昇華を意味し、この色の振動のあり方がその状態を見事に反映しています。

ラベンダー、サルビア、デルフィニウム、トリカブトには様々な品種があり、一般的にどのような作品にも使いやすいでしょう。一方、押し花アートを作成する場合、パンジー、スミレ、ロベリア、さらにはアザレアやツツジなどがシンプルで使いやすく、この色合いの中で様々なサイズや形が選べます。

気分に合うように、もしくは特定の感情を引き出すために意識的に作品をつくるにあたり、白が全ての可視光の波長、すなわち全てのスペクトルを内包する色であることは、知っておいて損はありません。目に入ってくる光が色を知覚する3種類の錐体細胞を全て同じ分量だけ刺激する時、白が認識されます。白は全ての色の中でも最も高い周波数で振動します。頭頂部にある第7のチャクラ、「クラウンチャクラ（王冠のチャクラを意味する）」が白に結び付けられているのには何の不思議も感じないはずです。

白は純粋さ、簡潔さに密に結びついた色です。白い花の使用により、バランス、コントラスト、そしてアクセントを加えることができます。白のみで作られたフラワーアレンジメントは非常に印象的です。ただし、白い花は一度押し花にしてしまうと通常、元の色の純度を保持できません。植物を押し花にする目的は、色ではなく形と構造を維持することです。押し花を作成する工程で花の水分を取り除くと、人が色を感じるのに必要な光の反射がなくなります—これは特に白において顕著です。

一部の花では押し花の工程を短縮することで色持ちを改善できることが実証されています。シリカゲル入りのシート、または電子レンジを使用することで最も簡単に水分を除去できます。

特に白い花の場合、ほとんどのアーティストは押し花にした花に白いチョークパステルをまぶして色を再現しています。他にもフェルトペンや押し花専用の染料を使用する人もいます。

花を染めることについては2つの考え方があります。純粋主義者が花を染めることに完全に否定的な傾向があるのに対し、新世代のデザイナーは様々な興味深く革新的な花の着色方法を見出しています。ウェディングブーケの場合、これに選ばれる花の性質上、デザインに利用するのは非常に困難です。バラ、シタキソウ、ラン、ユリなどの花はすべて、花に水分を多く含み、押し花にすると劇的に変化します。ウェディングブーケを扱うとなると、多くの場合押し花を着色しなければなりません。押し花アートをつくる際には、ノラニンジンやカスミソウなどを使い、白をあちこちに取り入れることで、コントラストと軽やかさを演出できます。

色による癒し

治癒を促すために特定の色を含む植物や花を使用するという習慣は、太陽光線により形成された色を再現しようとする試みに端を発します。色とそれが体に及ぼす影響との関係の起源は、西暦1世紀にさかのぼります―古代ローマの学者アウルス・コルネリウス・ケルススが医学から農業、用兵術まで膨大なテーマを網羅した最初の百科事典を著しました。彼は多くの本を執筆しましたが、欠損なく現存しているのは『医学論（De Medicina）』（著者：Celsus）のみです。その中の薬理学の項目ではじめて、特定の色の軟膏が特定の病気の治癒に効果がある旨が言及されています。ケルススの記述の多くは、今日のホメオパシー医学に似ており、症状に対抗しようとするのではなく、自然がバランスをとり調節する術を見守る―そんな態度が根幹にあります。彼が残した医学への功績の一つは、現在一般的に炎症の主な兆候とされる「熱、腫れ、痛み」を観察、記録したことでした。

その後、ペルシャの哲学者、医者であり、アリストテレスの弟子でもあるイブン・スィーナー（980 –1037）は、色は病気の観察可能な症状であると記し、治癒の技術はさらなる進歩を遂げました。そこでは、色とは特定の身体システムについての目視可能な特徴であり、バランスが崩れた身体システムに対応する色の花を治療に使用することによって病を癒すことができると述べられています。イブン・スィーナーは5巻からなる医療の百科事典『医学典範』（著者：Avicenna）の中で色と身体システムの関係を初めて図説した一人でした。

彼は、病気の診断と治療において色がどれほど重要であるかについて明確に言及し、それを人間の気質と身体的な状態の両方に結び付け捉えています。彼は、赤が血の流れを作り、青または白がそれを冷却し、黄色が痛みと炎症を軽減すると考え、血液疾患の治療に赤い花を使った薬を処方しました。また、黄色い花を使った薬を朝の陽光と組み合わせることで、肝臓と消化器系の病気を治癒できると考えられていました。次第に、色を用いて癒しを促すという考えが発展し、花や植物の形状も考慮されるようになり、体の部位に似ていることが治癒に効果があるとされるように—たとえば、コゴメグサ（明るい青い目を思わせる花を咲かせる）やトウモロコシの花は、視力を強化し、結膜炎を治すために使用されるといった具合です。脳の形に似たクルミは、頭痛を治癒する、そして、頭に乗せた帽子のような花を持つコガネバナは、神経質な状態を緩和する効果が期待されました。

1621 年、ヤーコプ・ベーメは、花の色、形状と人間の体との関わりを文書化した『The Signature of All Things』（著者：Boehme）を出版。現在では一般的に「特徴類似説」として知られるこの概念は、「自然界にある色や形をたどれば、特定の癒しをもたらす植物に辿り着ける」というものです。自然は、人類が享受できる恩恵で溢れています。この概念に浸ることで、すべての生命が相互につながっているのだと感じる機会が得られます。私たち人間の中に流れるエネルギーと自然界を流れるエネルギーは全く同じです。植物の「特徴」を用いて特定の臓器や身体システムの治療法を決定するという手法は、さまざまな色の光線により生成される振動の周波数に基づき治癒に用いる色を選択することとはまったく異なります。色とそれに対応する光波の振動とは、特定の色が神経系に与える視覚的影響、つまりエネルギーの流れと気分にもたらされる変化を意味します。これを理解することで、特定の感情を反映した色を選んで意識的に創造したり、望ましい気分を引き出したりすることができます。とは言え、自然が色や形を使って私たちを癒しの植物へと導いてくれるという考えも知っておいて損はないでしょう。なぜなら、私たちは体が最も必要としているものにしばしば惹かれる生き物だからです。

文明の発達につれて、神秘主義や、一部の人に「呪術的思考」とまで呼ばれるようなものは、科学やより合理的な思考に取って代わられてきました—この背景にあるのは、すべての知識が事実に基づくべきという理性を重んじる風潮です。直観や精神的、神聖な視点は廃れ、癒しは精神と魂という本質的な部分を軽視し、肉体のみに焦点を当てた科学の一分野となっていきました。病気を癒すために色を用いることへの関心は下火になります。色を伴う光による癒しが

再び注目されたのは 1878 年のこと。エドウィン・ラビットの著書『The Principles of Light and Color』は、色と振動に関する初期の理論に立ち返りその中核原理を膨らませることで、色がどのように癒しに影響するかをより具体的に説明。色のある光は水の振動数を上げ、それ本来の治癒力を向上するとして、カラーフィルターと鉱物を用いた水の効能強化に努めました。彼を含め多くの研究者によって行われた、色が心や体へ及ぼす影響についての膨大な数の研究は、大きな追い風となっています。西洋科学は、色の使用により特定の効果が得られることを証明することができませんでしたが、その原則と慣行は今でも支持を得ています。ただし、いくつかの色のライトについては、その使用が特定の状況の改善に効果があると証明されたケースも。青い光の使用によって放出される振動周波数には、肝臓による赤血球分解を促し、未熟児の黄疸を抑える作用があるとされています。また青い光は、季節性情動障害を持つ人の気分を改善するためにも使用されます。特定の色の光を治療に使用するこの慣行は、クロモセラピー（色光線療法とも）と呼ばれます。

色の言語

花は、歴史を通して、常に人々に特別な意味をもたらしてきました。ギリシャ神話では花は神秘的な意味を持ち、多くの神話の中に登場します。一方、ヴィクトリア朝時代のイギリス、フランス、アメリカでは、花を贈ることが言葉にすることができない感情を表現する役割を担いました。そして、花とそれに紐付けられた意味を一覧にした（花言葉を扱う）書籍が数多く出版されました。

花は、その送り手ともらい手だけの間の「秘密の言語」だったのです。トルコ駐在英国大使の妻であるメアリー・モンタギュー夫人が、イスタンブール宮廷の女性特有であるこの文化に関する考察を発表すると、この形式でのやり取りがヨーロッパで人気を博しました。『トルコ書簡集』（著者：Montagu）というタイトルで出版された著作の中で、メアリー夫人は、女性たちがハーレムの外にいる恋人たちとコミュニケーションをとるために、ハンカチで花や物を包む姿を描写。これを受け取った相手は、そのものの名前と韻を踏んでいる単語を探し出し、メッセージを解釈します（参考：Montagu）。たとえば、「絶望（despair）なさらないでください」というメッセージを表現するために、梨（pear）を贈るといった具合です。しかし、花を贈られた場合、そこに込められたメッセージの「解読」はしばしば困難になりました。

多くの人々がその解釈に苦戦したため、花の表すメッセージを体系化した、より明確な辞書が必要に。たとえば、ジョセフ・フォン・ハンマー・プルグスタルにより同時期に出版された『Sur du language des fleurs』（著者：Hammer-Purgstall）は、韻を踏んだメッセージに応じた花を選ぶという、この伝統に忠実な辞書の一つです。「花言葉」は「floriography（フロリオグラフィ）」（特にヴィクトリア朝時代の花言葉を指したもの）と呼ばれることもあり、当時の愛のメッセージを代弁する役割を果たしたのでした。

ヴィクトリア朝時代に海外貿易が爆発的に拡大するにつれ、ヨーロッパとイギリスに外来植物が大量に流入。それを背景に、自然を合理的な視点から見た 「理性と悟りの時代」から、感情、道徳的な誠実さ、情熱の表現に重きを置いた「ロマン派の時代」へと移行していきました。多くの人が自分の感情を十分に表現する語彙力や伝達手段を持ちあわせていなかったため、自身の感情を社会的に適切な方法で簡単に表現できる花をシンボル（注釈：より「符号」に近い）として用いることが好まれました。開花したバラを贈るのがオープンな愛を意味するのに対し、バラのつぼみ（bud）は「bud」（未成熟な状態を意味する）という単語が表すとおり、無垢で若々しい愛を表します。白いバラは無垢と純粋さを体現し、白いバラのつぼみは少女時代を象徴します。そのことから結婚式のブーケには白いバラがよく選ばれます。花束の花を特定の順番にアレンジすることで一連のメッセージを伝えるということもありました。社交界では、女性は「nosegay」、「posy」、「tussie-mussie」などと呼ばれる小さな花束を髪やボディス（注釈：中世ヨーロッパで普及した紐で締める種類の服）にあしらいます。このファッションアイテムは、送り主からの秘密のメッセージを運ぶ「物言うブーケ」という役割を果たしました。特定の花においては、その意味を決定する上で色が非常に重要になることも。たとえば、さまざまな色のバラが何を「伝える」のかご紹介します。想いを寄せる相手から黄色のバラを受け取ったら、きっとがっかりしてしまうでしょう。色と感情については、すでにご説明したように、赤は心臓によって送りだされる血液の流れを意味します。つまり、赤は情熱、心臓、そしてロマンスの象徴です。一方、黄色の太陽のような性質は、主に明るさや友情を表します。さらに、バラの意味合いの程度は、色の深さと関係する場合があります。たとえば、情熱と愛の深さは、赤からピンク、白になるにつれて弱まります。

色で創造することの有用性を要約すると、花とその色の持つ意味をシンボルとして利用し創造することで、体内のエネルギーの流れを増強するだけでなく、誰かに特別なメッセージを送ることができます。花が私たち人間の生活にもたらす恩恵は、これまで何世紀にもわたり知られ

てきました。家の中に花や植物を取り入れることで精神的に前向きな気持ちになれます。セルフケアやメンタルヘルスケアプログラムの一貫と考えてもいいでしょう。花を創造的に選択し、それを絵筆かのように捉え、色を利用してデザインに意味を付加してみてはいかがでしょうか。色相環上で近くにある色を選ぶと互いに補完し合うため、より落ち着いた雰囲気になるのに対し、反対に位置する色を選ぶとその逆の効果が得られます。曲線は通常リラックスした雰囲気を演出する一方で、直線はその見た目から、より硬く、集中した雰囲気を生み出します。花を使った創作の詳細については、デザインの章でご説明したいと思います。

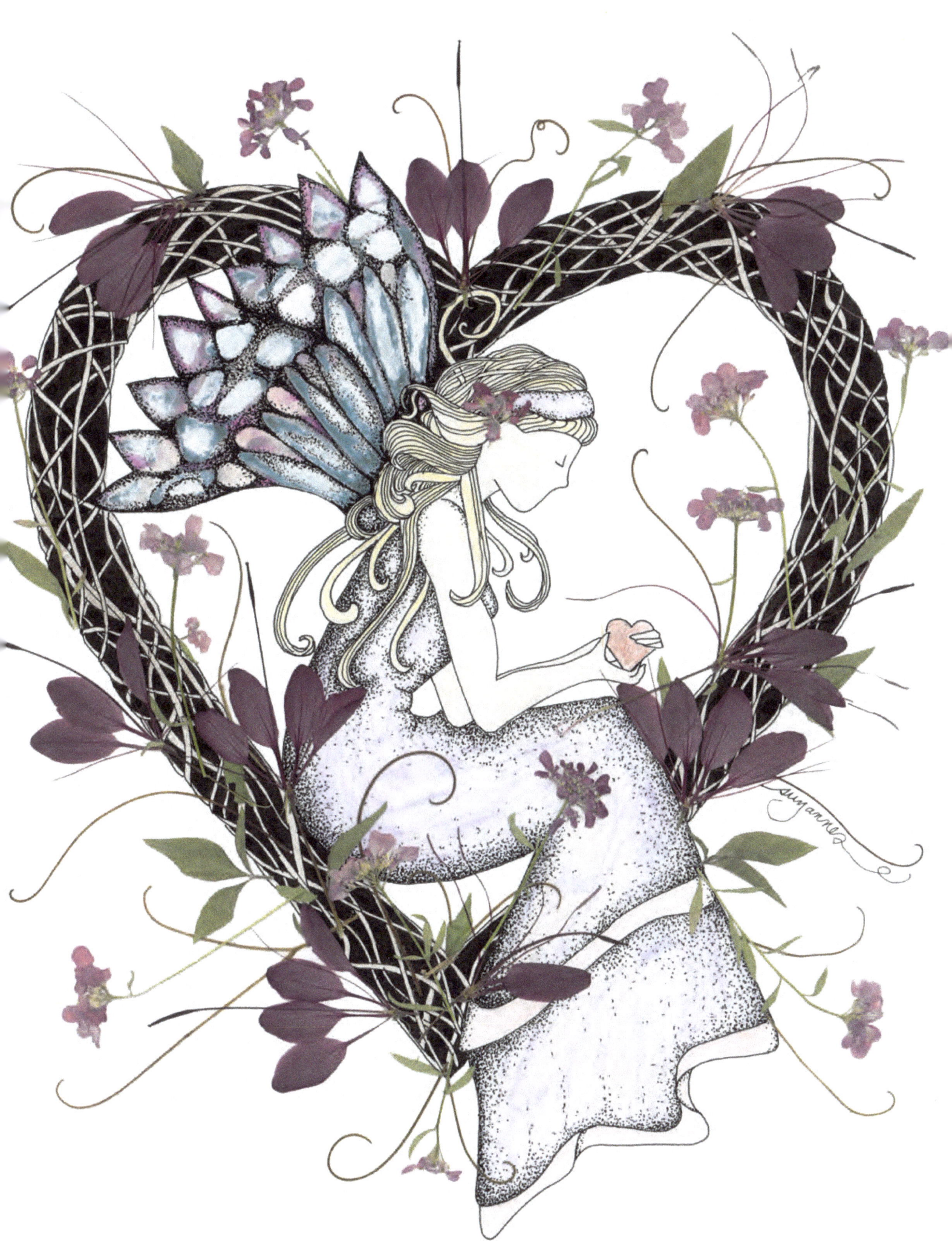

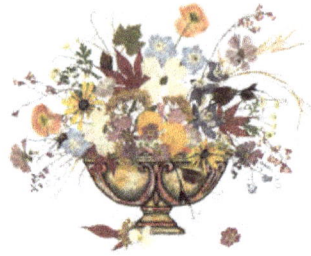

第4章

シンボルと形による癒し

シンボルを用いたコミュニケーション

太古の昔から人類は、様々な文明で神聖なる自然をたたえ、それとつながるために、信仰心を絵やシンボルで表現してきました。シンボルは、点、直線、曲線を使用し形成されます。徐々にこれらの要素は進化し、円、正方形、三角形となり、原初の書記言語の基盤を成しました。

シンボルを用いた言語において、点は二つの地点の関係性を表現する最初の手段となりました。たとえば、点が二つ以上あるとき、私たちの目は点と点を結ぶ線を無意識のうちにイメージし、そこに関係性を見出します。地平線上で太陽が昇り、沈んでゆく光景を観察した原始人は、日の出と日の入りを結ぶ弧を描くことで、太陽の動きを一つのパターンとして表現しました。

原始時代には、このような形に意味を付加することで、お互いに考えを伝え合いました。円は、太陽の動きを描いた単純な弧が進化したものであり、宇宙の絶え間ない動き、全体性、一つ、統一を表します。二つの重なり合う円は、一つのものが二つに分割される過程を示します。これはまた、魚の原始的な象徴となり、やがて初期のキリスト教でキリストを指すシンボルとなりました。

等間隔で並ぶ複数の重なり合う円は、「Flower of Life（いのちの花）」と呼ばれます。この並びは、天地創造の 7 日間を表すと言われる七つの重なり合う円を起点としています。これを観察すると、細胞分裂の第 3 段階にある胚の構造に酷似していることがわかります。「Flower of Life」は、宇宙に存在するすべての生命体に見られると言われています（参考：blog.world-mysteries.com）。

正方形のシンボルは物的世界での統一を表現。これは、同じ数を掛け合わせると必ず正方形になることと関係しています。古代文化では、完全な対称性を備えた形状である正方形は、「東西・南・北」四つの方角と、創造に必要な 「土・火・空気・水」四つの要素を象徴するようになりました。神聖幾何学の世界では、円は宇宙における統一の象徴であり、正方形は物的世界における統一の象徴です。これらを踏まえると、原始の複数文化に見られる、円の内側に描かれた正方形は人の肉体を象徴すると解釈できます。

円は宇宙における統一のシンボルであり、正方形は人間、もしくは物的世界のシンボルです。これを背景とし、三角形は空気や人間の魂を表すようになりました。正方形、さらに円で囲まれた三角形は、原始の文化で、神聖な人間と 「父、子、聖霊」の三位一体を表すのに使用されました。

次第に、正三角形は、「過去、現在、未来」そして「心、体、魂」を表すように。上向きの三角形は、強力な基盤、安定性、女性のエネルギー、創造性、または霊的世界への昇華を表します。下向きの三角形は、その先端を土台とし、物的世界への侵入や降下を待つ男性のエネルギーを表象します（参考：Frutiger）。

上向きの三角形と下向きの三角形が重なり合った形は、バランスと神聖な調和、さらに、男性・女性エネルギーの完璧なバランスを表すシンボルとなりました。この形は、一般的に「ダビデの星」または「ソロモンの指輪」として知られています。螺旋は、直線と曲線の二つの基本要素から発展しました。正方形の対角を結ぶ円弧を描くと、螺旋が形成され始めます（参考：Hom）。

その形から、螺旋は生と死や意識の動きなど、「伸縮」するもの全般を表すようになりました。自然界では、正方形をより小さな正方形で継続的に分割していくと、黄金比もしくはフィボナッチ螺旋と呼ばれるものが形成されます。各正方形の対角を結ぶ円弧は徐々に小さくなり、螺旋ができます。この形は雄羊の角、人間の耳の内側、カタツムリ、オウムガイ、葉が完全に開

く前のシダ、植物の花びらや葉など、自然や宇宙のあらゆるところで見られます。自然界に螺旋が多く見られることから、「収縮する」または「展開する」動きのシンボルになりました（参考：Biedermann）。多くの文化において、宗教的装飾でよく見られる複雑な模様に螺旋が組み込まれています。単一の螺旋は、やがて複数の螺旋を組み合わせ、自然と宇宙をたたえる複雑な模様へと発展しました。エンドレス・ノット（日本では宝結び）（参考：Anna）の名で知られるこの模様は、紀元前 2500 年頃のアジアにおける複数文化に、そして、ブリテン諸島ケルト人により作成された初期のケルティック・ノットに見られます。もともと、三つの絡み合った螺旋は、永遠の命、その継続性、そして命が絶え間なく続く様を表していました。そして、時が経つにつれて、この模様は永遠の愛と忠実を表す「ケルトの愛の結び目」としても知られるようになりました。

シンボルが脳へ及ぼす効果

人間の脳は、規則性を見いだし、それに意味を結びつけるようにできています。情報をイメージとして記憶し、似たものを目にした時にはこれを用いて反応します。進化の過程で、複雑な視覚的規則性を処理する脳の働きは、より洗練されていきました。それに合わせて、流転する複雑な世界で生き延びるべく、脳はより多くの情報を保存できるよう肥大化。日々もたらされる刺激をパターンごとに分類し保存することで、必要なときに簡単に情報を取り出すことができるようになります。

ここまでを振り返ると、ある疑問が浮かびます―私たち人間は、花の見た目の美しさそのものにつながりを感じているのでしょうか。それとも、視覚的な記憶をもとに、花びらにより形成される螺旋の規則性を認識し、それに反応しているのでしょうか。もちろん、すべての植物の花びらがフィボナッチ螺旋を再現しているわけではありません。

しかしながら、花は自然の美しさを体現するシンボルであり、これを目にすることで、私たちは親しみを抱きます。

原始の文化に端を発する単純な形やシンボルは、当時の表現やコミュニケーションの基盤となりました。ほとんどの文明に独自の特徴があるものの、基本的なシンボルの多くは全ての人が共通して理解できます。たとえば、人間や動物の姿、矢などの武器、鎌のような形の月、三角形の山、破線で描かれた水など―すべて、異なる文化間で容易に識別できました。それぞれ意

味は若干異なるものの、初期の形やシンボルは容易に識別、理解ができるものでした。進化の過程で、これらのシンボルの多くは、文化や世代を超えて認識できる共通の経験として、私たちの無意識の深層に蓄積されていきました。ユングの提唱した心理学においては、人がシンボルの意味を認識、理解できるこの先天的な能力は、集合的無意識（参考：McLeod）と呼ばれます。これは言うなれば、古来の全人類の経験に基づく記憶の集合体です。

潜在意識の中に存在するシンボル（「元型―アーキタイプ」）が、文化、人種、仲間集団、家族から受け継いだ概念や考え方を形成します。これは私たちの意識とは無関係に存在するものです。特定のシンボルに遭遇すると、それに呼応するメッセージが潜在意識と顕在意識へと送られ、さまざまな反応を引き起こします。潜在意識は常に受容的で示唆に富み、私たちが通常は気づかないところで人生に影響をもたらします。とは言え、特定のシンボルとの関係を理解することで、それが脳へ及ぼす影響を意識的に活用することができます。

癒しのシンボル「ハート」

文化的なアーキタイプの典型例が、ハートです。この図形はもともと、イチジクの葉、睡蓮、または古代に避妊用の薬草として使用されていたシルフィウムのさやから発展したと言われています（参考：McDonnell）。図形が女性の生殖器に似ていたことから、性に結び付けられ、やがて愛を表すようになりました。中世には、ロマンチックな愛の比喩とシンボルになりました。

その起源にまつわる理論とは関係なく、この図形を目にすると私たちはすぐに形状を認識し、前向きな反応を示します。愛は肯定的なエネルギーなので、ハート型の花の作品をつくると、花が脳に及ぼす強力な影響をさらに強めることができます。花とハートという2つの要素の組み合わせは、脳内に強力な視覚的な印象を作り出し、肯定的なエネルギーと幸福感の波を生成します。そのため、私は押し花を用いて作成したハート型のデザインのことを「ヒーリングハート（癒しのハート）」と呼んでいます。

私のワークショップに参加した多くの方が、ヒーリングハートの作品をつくることが、感情的、肉体的なトラウマの克服に効果を発揮したと話します。ヒーリングハートを用いたデザインは、実態のある媒体として、強力な愛の力を思い起こさせてくれます。実は、作業をする人がその変化を認識しているかどうかは関係ありません。脳は、ハートと花の両方をシンボルとして認

識し、これとつながり、脳内の肯定的エネルギーが増加するのです。また、ヒーリングハートにより、人は誰しも他者の人生に喜びをもたらすことができる、という事実を実感できます。私は、人々が他者に捧げる時間やエネルギーに敬意を表して、ヒーリングハートをデザインし始めました。1999 年に日本で開催された世界押花芸術協会のコンテストに、ヒーリングハートの作品で応募し、その結果、全日本花いっぱい連盟会長賞を頂戴しました。日本における「花いっぱい」運動の持つ意味を考えると、この賞の価値は計り知れません。全日本花いっぱい連盟会は花の美しさを通じて、地域をより住みやすい場所とすることを目指し活動しています。

花いっぱい運動は、長野県松本市で、第二次世界大戦後の 1955 年に端を発します。松本市の人々は、多くが破壊された大戦後に、心を癒し、街を美しくするために花を植えることに。これが大きな成功をおさめ、花を植えることで国を美しくし人々を癒すという全国的な活動になりました。

アメリカでは、2001 年 9 月 11 日の同時多発テロ攻撃を受け、人々は立ち上がり心を一つに団結しました。これを称え、私は「Healing the Spirit of a Nation （国の魂の癒し）」という作品をつくっています。これは同じく私の作品である「Healing the Spirit of the World（世界の魂の癒し）」の妹分のような位置づけとなりました。ちなみに「Healing the Spirit of the World」は 2000 年に香港で開催された 「People to People International Conference」で、世界の人々の魂に癒しを届ける活動を称え、デズモンド・ツツ大主教に贈ったものです。

私たちの心はデザインと調和した模様や形に自然と引き付けられます。視覚的な均整を知覚すると、心はバランスと調和を感じ、それが幸福感をもたらします。バランスの取れたフラワーアレンジメントがあるだけで、目は視覚的な調和を見出し、結果的に心が落ち着きます。ハートやケルティック・ノットなど他の肯定的な視覚的シンボルと花を合わせることで、視覚イメージが脳に与える影響が強まり、落ち着いた感覚や幸福感が得られます。

癒しを得るのに多額のお金を費やす必要はありません。花をデザインに用いて、肯定的なイメージを呼び起こすシンボルと組み合わせることで―たとえそれを意識することがなかったとしても―脳にプラスの影響がもたらされます。花は、生花であっても、ドライフラワーであっても、押し花であっても、染められていても、強力な癒しの効果を持ちます。本書の後半では、癒しのデザインを作成する方法をご紹介します。きっと今までにない、満ち足りた感覚を得られるはずです。

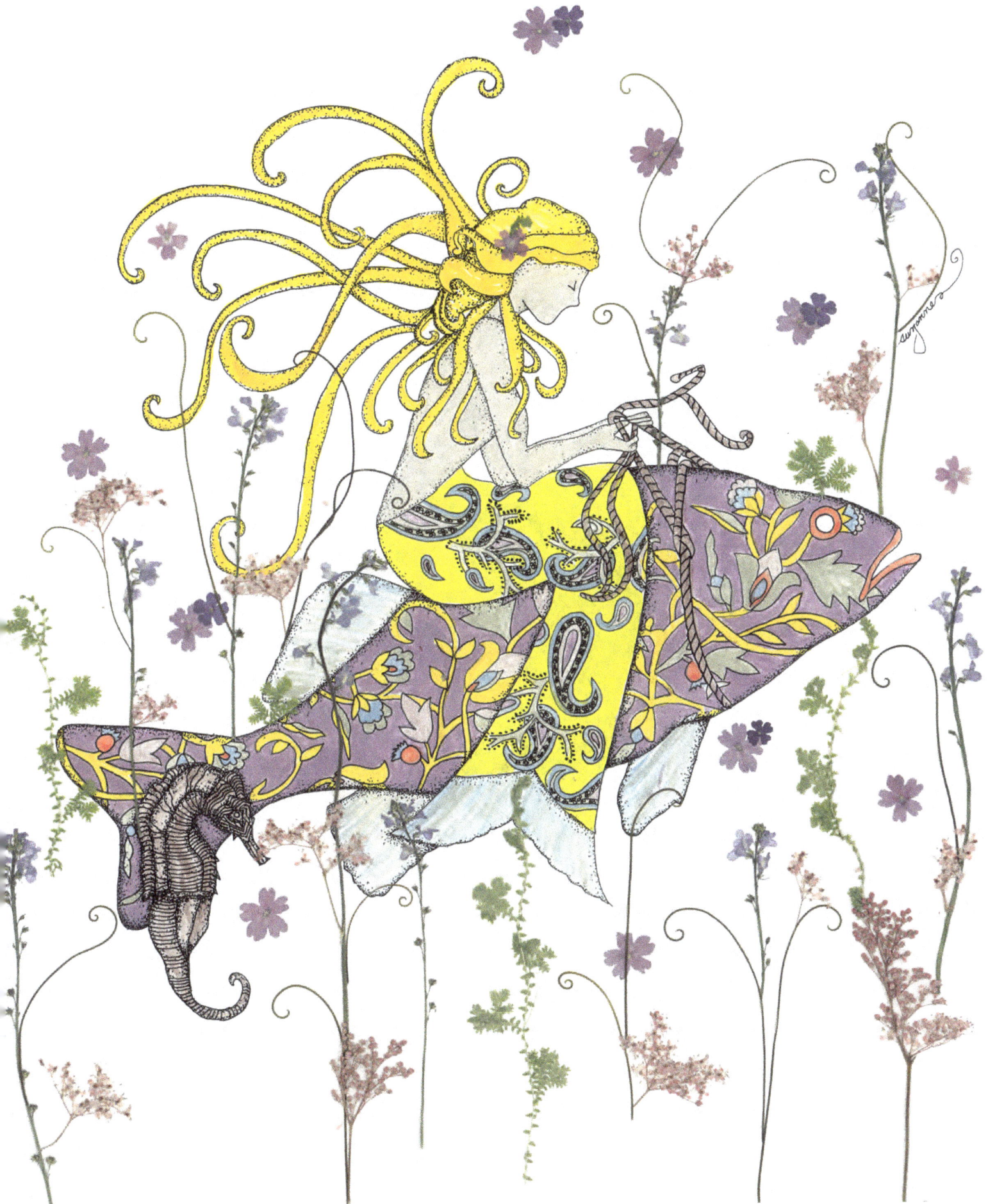

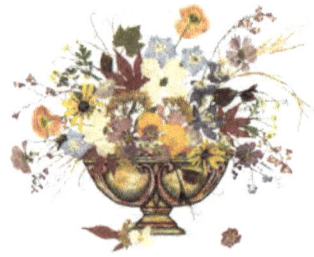

パート2

あなたの人生に
華やぎを

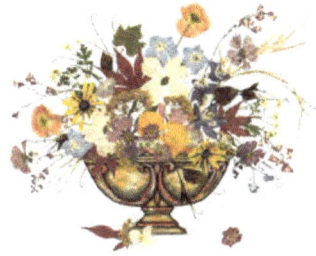

はじめに

人生に花を取り入れる

ここまで、花に脳の健康を促進し、幸福感を強める強い力があることを学んできました。ここからは花をどのように生活に取り入れられるかをご紹介します。この章では、心に華やぎを与える簡単なアイデアを扱います。

すべての植物がすべからく自然の驚くべき産物ですが、私たちの脳に最も大きな影響を与えるのは、やはり花の美しさです。花の視覚的な美しさが、脳内の血流を刺激し、体内や外の世界を流れる生命エネルギーを、私たちと結び付けてくれます。人は花を目にすることで、生命そのものが持つ創造の力とひとつになります。生活に花を取り入れることにより、自分が本来どれほど創造的であるかに気づき、驚きすら感じるはずです。

気分を高めてくれる花束を購入する

おそらく生活に花を取り入れる最も簡単な方法の一つは、地元の花屋で花束を購入することでしょう。最高の買い物をするためのヒントをいくつかご紹介します。

- あなたの気分にマッチする、もしくは気分を高めてくれる色の花を選びましょう（色についてのおさらいは、第 3 章を見返してください）。

- 花は時間をかけてアレンジしましょう。花と関わることは創造的活動です。脳へ流れ込むエネルギーを増加する働きがあります。フラワーアレンジメントはストレスを軽減、緊張を緩和、脳内エネルギーの流れを促進し、気分を良くするだけでなく、目に美しく、楽しくもあります。さらに視覚的に均整の取れた配置には、精神的なバランスを感じられる効果があります。

花の咲く植物をいくつか植木鉢で購入しそれを組み合わせて、家やオフィスに美しく飾ることで、経済的に済ますこともできます。花の力により気分が高まり、仕事の生産性が向上するでしょう。

幸福を生み出すフラワーガーデンを作る

屋外でフラワーガーデンを作る―これも、一種の創造的行為です。脳の様々な部分が一体となって機能するようになり、色とりどりの賑やかな光景を目にすることができるため非常に大きなメリットがあります。ガーデニングの効果を最大限に引き出すには、次のポイントに気をつけましょう。

- お住まいの地域の環境下で最も育ちやすい花を調べましょう。最高のフラワーガーデンをデザインするには、複数の種類の花を咲かせる植物をうまく組み合わせる必要があります。植物を植える前によく調べることが肝心です。複数種類の組み合わせで、季節ごとに何かしらの美しい花が咲くようにすること。環境的特性が分からない場合や、どの花を選ぶべきか分からない場合は、近所の花屋さんに相談しましょう。・庭のなかでも特に眺めるのにぴったりな焦点を作りましょう。

- 年の全ての季節を考慮し設計しましょう。

- 花の高さにばらつきが出るように植物を選びましょう。

- 花の開花時期を考慮しましょう。

- 庭全体としての配色を決めましょう。本書で学んできたように、色は気分に影響を与えますので、植物を植えるときは、補完的な色の花や葉を選択するのが効果的です。あなたの好みに合った色を選ぶか、特定の感情を引き出す配色を意識的に選びましょう。白一色の庭や、様々な色相のピンクを使った庭は目を落ち着かせる効果があるのに対し、赤、オレンジ、黄色などの花を使うと感情を刺激できます。色相

環を参照しどの色に最も惹きつけられるか確認してみてください。たとえば、同じ色合いや色相の花を使った庭は目に心地よくなります。色相環で隣り合わせの色と反対側にある色は補完的な関係にあります。配色を決定したら、今度はそれぞれの色の豊富な選択肢から好きな種類の花を選びます。

- 選んだ花を引き立ててくれる、面白さや質感、形状を加えてくれる葉を選ぶのもお忘れなく。

花を用いた他のアートで創造する

ガーデニングが性に合わない、冬にさみしさを感じる方は、花の絵を描いたり、予め描かれた花の絵に色を塗ったり、この本の最後に収録されたテンプレートを使って押し花アートを作成したりしてみましょう。

これらすべてに、『あなたの心に華やぎを』でご紹介している原則が適用されます。このすべてが、花を使った創造的行為です。楽しいだけでなく、健康的に脳を働かせ創造的なエネルギーを活性化し、脳の血流を促しながら、肯定的な感覚刺激に心を集中させることにつながります。

- 花の模様を使って塗り絵をしてみましょう。花をモチーフにした塗り絵はたくさんあります。自分の気分を補ってくれる色鉛筆やクレヨン、マーカーの色を選ぶのをお忘れなく。塗り絵自体に心を落ち着かせ、ストレスを軽減する効果があることはよく知られていますが、塗り絵のデザインと選ぶ色も脳に影響を与えます。何を創造しているのか、デザインによって気分にどのような影響を与えたいのかを意識しながら決定するようにしましょう。

- 押し花を使って作品づくりをしてみるのもお勧めです。自分の庭で育てた花を押し花にして作品を生み出す―これは、一年を通して花との特別なつながりを保つための、私のお気に入りの方法の一つです。花は絶えず脳を刺激し、楽しませてくれるばかりでなく、その花が私の庭のどの辺りで育ったかを思い出したり、押し花にした時のことを思い出したりすることにより、何年も色あせない素敵な思い出となります。

人類誕生のはるか前から、植物や花は地球上で進化を遂げてきました。花は植物が受粉・受精により繁殖するのに不可欠です。私たち人間の脳が、花を見ることによってよい刺激を受けるのも不思議ではありません。というのも、花の色と形状の唯一の目的は「花粉を運ぶ生物を惹

きつけること」です。生活に花を取り入れるために、他にどんな創造的な方法があるか考えて
みましょう。

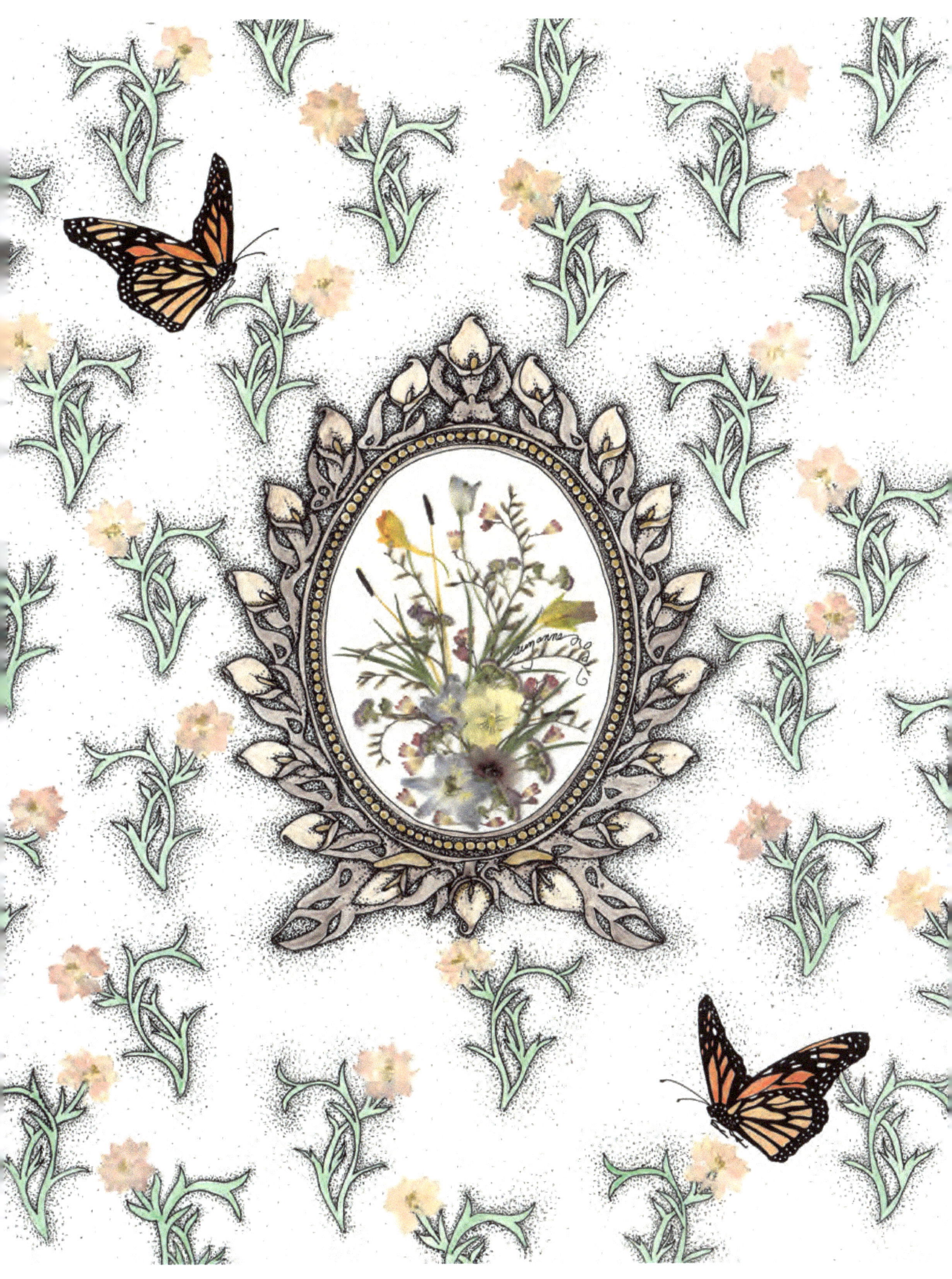

第５章

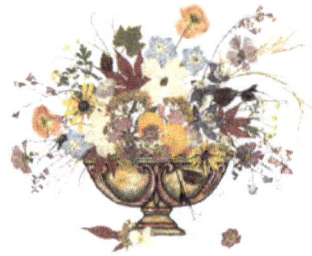

フラワーガーデンを作る

健康と調和をもたらすデザイン

フラワーガーデンの作成により、自分だけのプライベートな空間を創り出し、日常生活のストレスを取り除き、植えた花の美しさとつながりを感じることができます。私の庭の花にはそれぞれ物語があります。まるで自分のさまざまな部分を表現しているような気がしますし、庭で過ごす時間は友達と過ごしているかのようです。

- 【計画、植栽、維持の重要性を知る】ガーデニングを行う目的、そのサイズ、スタイル、内容は様々です。「計画、植栽、維持」とは時に、自然をコントロールし、新たな形を創出することを意味します。フラワーガーデンは様々な色を生み出すことで、脳を楽しませ、刺激し続けてくれます。庭というものは常に変化するため、管理者であるあなたには、それを導く能力と多少の鍛錬が求められます。執筆などの作業と同じように、庭も絶えず「調整、修正、編集」する必要があります。

- 【意味ある観賞の焦点を用意する】良い庭には、観賞を支える導線が設けられているものです。多くの人は、ただ「育てたい」という理由だけで花を追加する誘惑にかられます。

しかし、新しい花を植えることにより、当初の庭の導線や色の調和が損なわれてしまうこともしばしば。そのため、新しい花を追加するときには注意が必要です。

- 【ガーデニングを利用して脳を刺激する】ガーデニングをすることで、視覚と手が協調して機能します。特定の動きを「身体に教え込む」習慣にもなります。これらが結果的に、脳内伝達システムの活性化を促します。ガーデニングを経て複数の感覚器官を使い、脳を刺激するには、特定の形状同士の関係性を理解すること―これが、庭全体の視覚的な印象の強さを決めます。ガーデニングは、部屋に絵画や家具を配置するのと同じです。フラワーガーデンにしろ、立体的なフラワーアレンジメントにしろ、押し花にしろ、花を使った作品づくりの目的は、形と空間の間に調和と視覚的な流れを作り出すことにあります。環境とそれが内包する物体との調和は、古代中国より続く陰と陽（正と負）の原則で説明できます。庭においては、植物が物体―すなわち「正」―であり、芝生、道、囲いは「負」にあたります。

後ほど、フラワーデザインの原則をご紹介しますが、そこでは庭のデザインが非常に似た概念に基づいていることにお気づきいただけるはずです。ガーデニングにより、作り出したい景観をコントロールし、脳の刺激のしかたを自由に決定できます。一方で形状や線としての流れ以上に、色を考慮することが重要であることを忘れてはなりません。選んだ色に応じて花を植えることで、気分と感情を効果的に刺激しましょう。もちろん、誰もが一年中ガーデニングを楽しめる気候の地域に住んでいるわけではありませんので、現実を考慮する必要があります。それぞれの地域で、選べる花の品種には違いがあります。

限られたスペースでのガーデニング

「コンテナガーデン」という、容器を用いたガーデニングもあります。都会に住んでいる方や屋外に限られたスペースしかない方でも、様々な色や形状の花を用いたガーデニングが楽しめる上に移動が必要になった時にも便利です。鉢植えや容器の選択やその使用方法をいくつかご紹介します。

- 【鉢植えやプランターの形状が補完し合い全体で作品となるように】容器自体にアートの要素がある装飾的なものでない限りは、小さな鉢植えやプランターを孤立した状態で使うのはお勧めしません。組み合わせて並べることによって、より印象的になります。

- 【花を引き立てる色や質感の鉢植えやプランターを選ぶ】特定の気分を刺激するために花の色を慎重に選ぶのが重要ですが、それと同様に、容器の形状やスタイルも作り出したい気分やテーマの大事な構成要素になります。たとえば、四角形の木製の容器、鉄やセメントで作られた年代物の壺は、都会的な雰囲気を作りだすのに便利です。バスケット、樽、テラコッタの植木鉢は、より素朴なテーマに適しています。

フラワーガーデンを屋内でも楽しむ

私の住むケープコッドでは、春から秋まで外でガーデニングを楽しめます。植物を屋外に置いておくことができないほど冷え込むときは、鉢植えの植物を屋内に持ち込みます。冬の間は、地元の花屋で購入した花を使ったり、開花時期に庭から集め押し花にしておいた素材を用いたりして、作品づくりに興じています。花と脳の強力なつながりを常に意識しているので、他の素材ではなく花を選んでいます。また、自分で育てて素材として用意した花を使うことで、どの場所で育てたのか、いつどこで摘んで押し花にしたのかなど、たくさんの思い出に想いを馳せることができます。

できることに注力して、庭の配色を整えましょう―まずはシンプルな枠組みか、同じ色彩の花から。特にスペースが限られている場合には、あまりにも多くの色を取り入れると、目が休まるどころか疲れてしまいます。

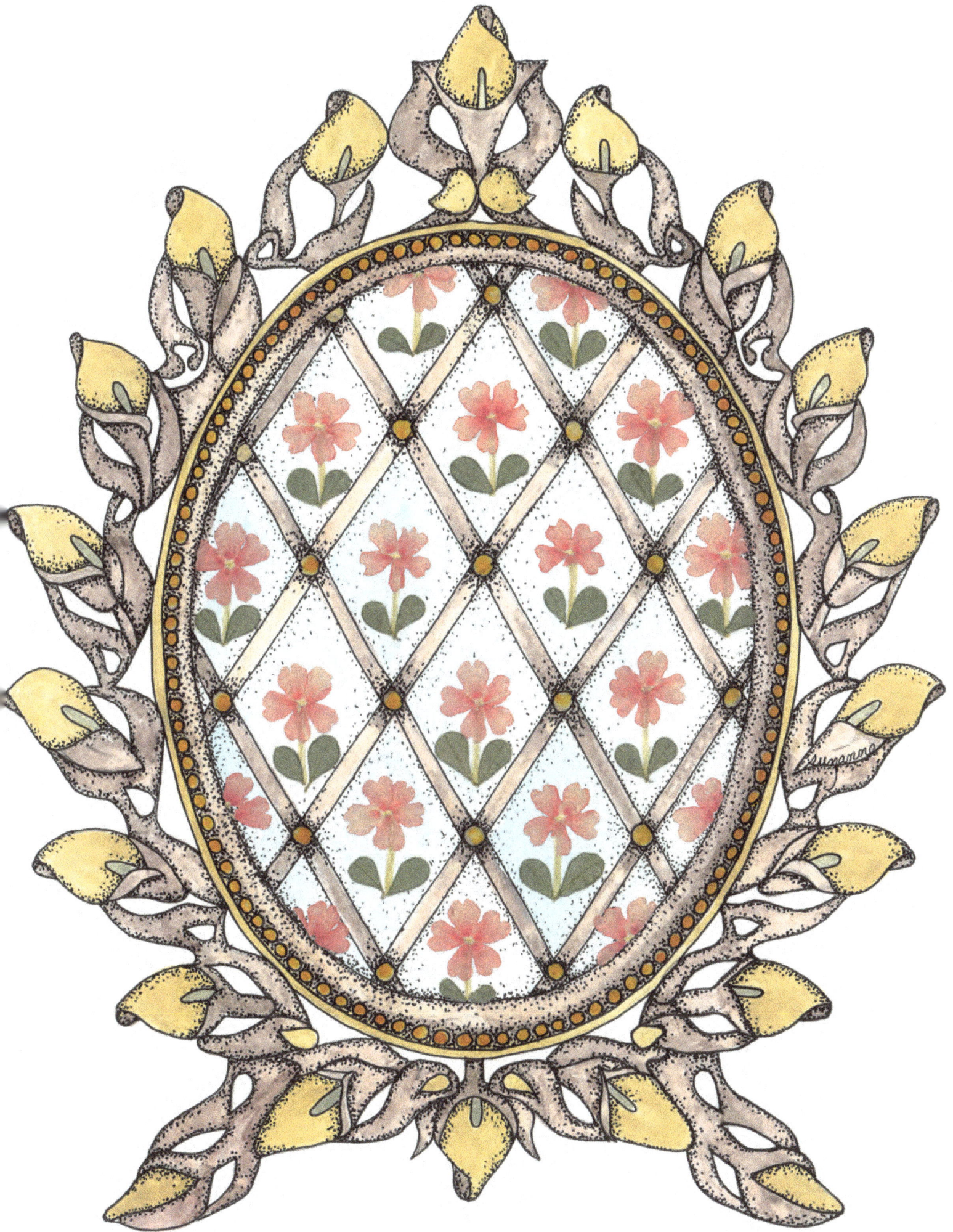

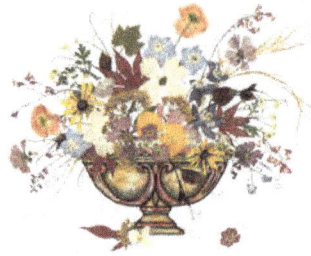

第6章

花を保存する

花の保存方法を選択する

庭で花を摘んだら、フラワーアレンジメントにするのか、ドライフラワーにするのか、押し花にするのか決めます。それぞれに独自の利点があり、つくりたい作品の種類次第です。生花は美しいですが、儚い命です。花の開花時期であれば、数日おきに新しい花を摘むことができるため、問題ないかもしれません。しかし、冬の間、生花は基本的にお店で購入しなければなりません。毎週花を新しいものに替えると、かなりのお金がかかってしまいます。そのため、様々な花が咲いている春と夏の間に、庭の花の一部を保存しておくと便利です。

これだけで、購入し続けなくても、家をいつでも花でいっぱいにすることができます。

自分で育てた花を保存することで、数か月後に見返して、いつどこで摘んだのかなど、思い出に浸ることができます。生花であっても、ドライフラワーであっても、押し花であっても、花を見ることで脳はいい刺激を受けます。

自然乾燥と乾燥剤による乾燥

ドライフラワーづくりには、束にして紐で縛り、暖かい乾燥した部屋に逆さにして吊るすというシンプルな方法が便利です。もしくは細粒砂、ホウ砂、またはシリカゲルなどの乾燥剤を使う方法もあります。花には水分が含まれているため、密度が高いほど、その水分を取り除くのが難しくなります。暖かく、乾燥した気候の地域に住んでいない限り、自然乾燥での仕上がりの質はまちまちです。個人的にはシリカゲルを愛用しています。これで、安定して質の良い仕上がりとなります。花をシリカゲルに浸すことの欠点は、花びらが非常に乾燥し、触るだけで崩れてしまうほどもろくなる可能性があること。花びらが壊れてしまわないように、取り扱いには注意が必要です。

圧力を用いた乾燥

作品づくりの性質上、個人的にはよく、本に挟んで水分を取り除いています。こうすることで圧力により花の水分を除去しながら、平面的な作品づくりに使用できます。押し花を始めた当初は、電話帳を使っていました。毎日たくさんの花を集めていたので、この方法はとても経済的でした。ページの紙質がちょうどよく吸収性に優れています。本を積み重ねて、花から水分を効率的に出すことができます。また、電話帳がすぐに手に入る時代でもありました。毎年最新のものが発行されていたために、家族や友人からいらなくなった電話帳をもらうといった具合で、いつも手元には十分な数の電話帳がありました。

30 年以上前の当時は今日ほど押し花の技術は進歩していませんでした。植物学の分野では、100 年以上もの間、平面に押しつぶすことで植物の標本が作成されてきましたが、その方法は単純なものです。当時標準的だったのは 2 枚の吸い取り紙で標本を挟み、さらにこれを 2 枚の段ボール紙で挟むという手法。段ボール、吸い取り紙、標本の層を最大 7 つ積み重ね、木製の器具に設置します。段ボールは層の間に風を通す役割を果たし、蝶ナットを締めることで圧力を調整できました。

私は何年にもわたって、世界中の圧力を用いた乾燥方法を学んできました。一部の国では電話帳や木製の器具が今でも一般的に使用されていますが、技術の進歩により、花の水分をすばやく取り除く方法として電子レンジ式が支持を得ています。電話帳や蝶ナット付きの木製の器具

を電子レンジに放り込むのは現実的ではなく、新しい器具が開発されました。一部のものは、非常にシンプルです。花を2枚の吸い取り紙で挟み、それを、輪ゴムを使って2枚のガラスでしっかりと挟み込むという仕組みです。木製のそれと似たような設計ですが、木ではなく丈夫なプラスチックでできており、プラスチックをクリップで固定するタイプも販売されています。中には湿気を吸収するフェルトと綿の柔らかなシートが入っています。他には、オートミールの容器（ボール紙）で作られた器具を見たこともあります―容器の外側には、長いフェルトのシートを巻き、マジックテープで固定していました。電子レンジ式のデメリットはサイズによる制限でしょう。一度に数本の花しか乾燥できず、一度にさまざまなサイズの花をたくさん加工することができません。

さらに技術を大きく進歩させたのは、日本発のシリカゲル入り押し花シートです。日本の押し花アーティストである杉野宣雄氏が私を訪ねてきてくださった時に、初めてこのシートの存在を知りました。彼が日本で設立した世界押花芸術協会（当時の段階で生徒数3万人）は、押し花を世界中に広める活動に従事しています。90年代後半、杉野宣雄氏は革新的な押し花アートを追求すべく、世界中を旅されています。また、私は光栄にも『International Pressed Flower Art Book』（著者：Tonttu）の初版にて、米国を代表する8人のうちの1人に選んでいただきました。私は当時、既に10年間、英国押花ギルド（Pressed Flower Guild of Great Britain）に所属していましたが、世界各国における人気の押し花のデザインがどのようなものか全く知りませんでした。会員の学びのために、世界押花芸術協会（IPFAS）が、科学的原理に基づいた押し花のベストプラクティスを確立しようとしていたのにも頷けます。シリカゲル入り押し花シートは、木製の器具と相性がいいだけでなく、シリカゲルが花から水分を効率的に除去することができ、所用時間は3週間から3日に短縮されています。この時間の短縮により、花の鮮やかな色を保つことも可能になりました。また、世界押花芸術協会は、完成した作品を容易に真空保存できる方法も確立。花を何年にもわたり美しい状態で維持できる代物です。私は今でも世界押花芸術協会から押し花シートを入手しています。吸い取り紙の代わりとなるシートをアート作品保存用の材料を販売するサイトから簡単に購入できる時代になりました。

十分に乾燥したら（触った時に花びらが乾燥しているのを感じたら）ワックスペーパーで挟み、密閉プラスチック容器に入れて保管します。私はいつも靴、バッグ、電子機器などを買った際にパッケージに入っている乾燥剤を容器に入れることで、湿気を防いでいます。容器には、中

にある花の色ごとにラベルをつけます。これにより、作品づくりの際や特定の気分を引き出したい時には、必要な色合いを簡単に選択できています。

押し花をこれから始めたい方や、スキルを高めたい方のための情報を豊富に掲載した本やサイトは世の中にいくらでも存在します。「花を育てるスペースがない」、「育てるのは面倒だけれど押し花アートをやってみたい」という方は、インターネットで素材としての押し花を購入することもできます。様々な形やサイズ、色のものが販売されています。

本書の目的は、どのような花を押し花にすべきかについて長々と議論することではなく、花を生活に取り入れる様々な方法をご紹介することです。試行錯誤が上達への一番の近道です。乾燥が終わり仕上がった押し花を見る時の楽しみを想像してみてください。最後に一つだけアドバイスです。押し花をする時は、まずは花びらの多い花ではなくシンプルなものから始めましょう。花びらの多い花は水分を多く含んでいます。そのため、すべての水分が出るように正しく圧力をかけるのは、初心者にとってはもどかしい作業になるかもしれません。まずは、シンプルが一番。また、作品づくりに着手した時に様々な素材から選べるよう、押し花は十分に用意するようにしましょう。

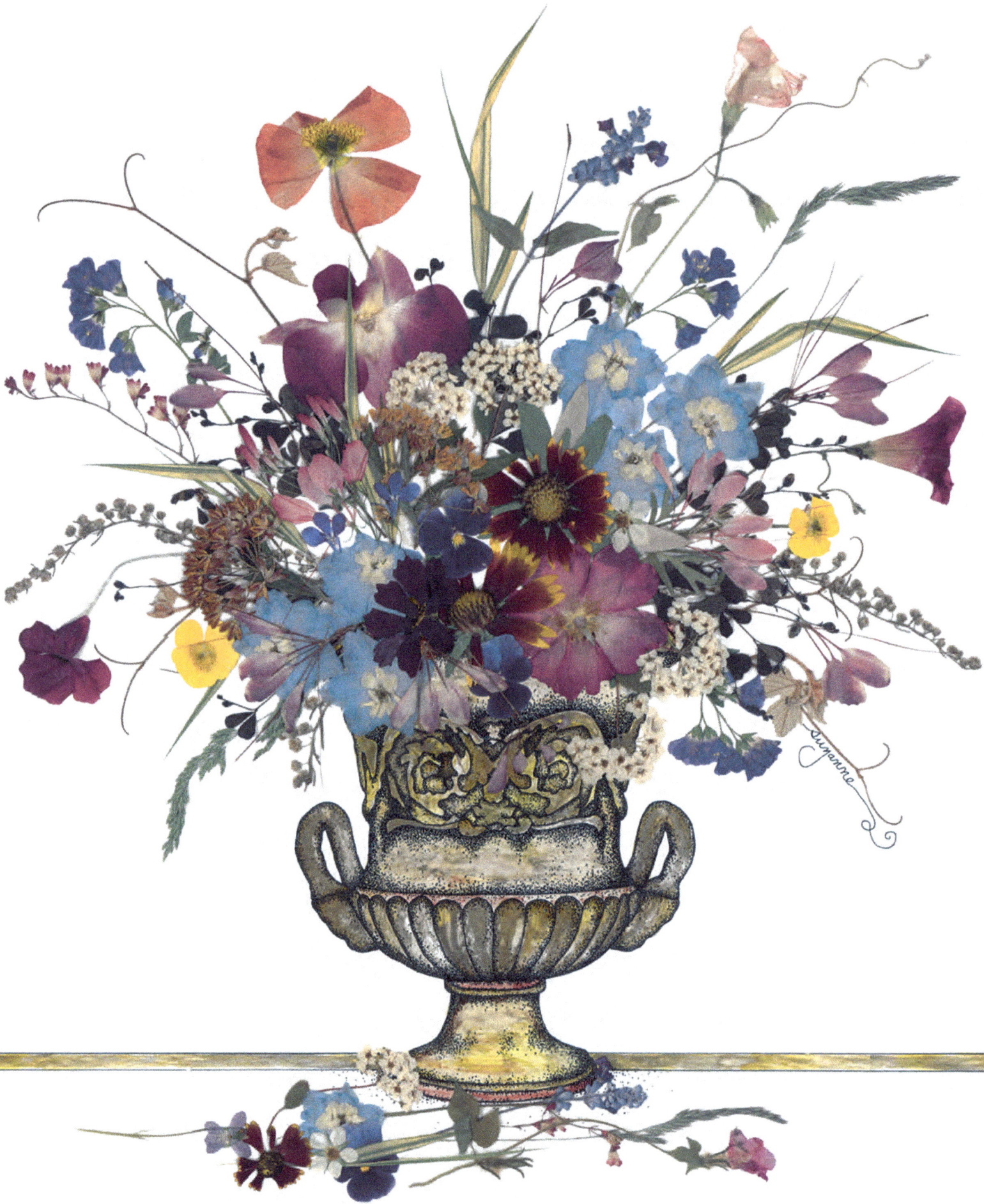

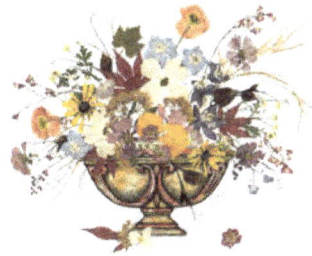

第7章

作品デザインの肝

フラワーデザインの原則

花を用いた作品づくりを開始する前に、一度リラックスして選んだ素材の色や質感、形状をじっくり確かめましょう。実践ほどためになるものはありません。ものに触れて感じることで、私たちの脳は即座に反応し、対象物とのつながりを作り出そうとします。さらに、花との視覚的なつながりが幸せな反応を引き起こし、それがあなたの作品に織り込まれます。

魅力的な作品づくりを支える7つのポイントがあります。私たちの脳は本能的に模様や形に引き寄せられます。これを味方に付け「均整」、「比率」、「焦点」、「反復」、「対比」、「調和」、「統合」を取り入れましょう。

作品を対称的にも、非対称的にもすることができますが、必ず【均整】が必要になります。デザインのバランスを取るために、花や葉の色、形、質感が利用できます。作品を中央で分割し、両側が同じ見た目であれば。対称的な作品であるということになります。非対称的な作品では、これとは反対に、両側の見た目が異なります—とは言え、花の大きさや色の「比重」により視覚的なバランスを取ることが欠かせません。視覚的要素の均整を維持し、調和の感覚を作り出すには、形と色が等しい花を使用する必要があります。【比率】とは、作品に用いるさまざま

な要素の相対的なサイズを意味します。花の大きさと作品全体との関係を考慮しましょう―大きな花は小さな花よりも視覚的に重みがあります。ただし、小さな花を組み合わせて配置することで、大きな花と同様の視覚的な重みを作り出すこともできます。明るい色の花では、同じサイズの暗い色の花よりも視覚的な重みが少なくなります。暗い色の花1本と同等の視覚的な重みを確保するためには、明るい色の花が2本以上必要になることがあります。

花を用いた優れた作品には必ず【焦点】があります。作品において最初に注意を引く部分です―主役を選びましょう。焦点とは具体的に、特定の色、色の対比、特定の形状や品種などになり得ます。焦点となる要素を取り入れることで、作品の「鑑賞」がしやすくなります。

作品に目を向けてもらった後には、関心を引き留める必要があります。脳は規則性を好み、それに無意識のうちに反応します。特定の要素を繰り返すことで、作品全体に【反復】と動きを作り出すことが重要です。似た花や葉の繰り返しにより―途中にある焦点でしばし目を休ませつつ―作品を楽しむための導線が作れます。花や色、形、質感などの視覚的要素の繰り返しは、リズムを作り出すだけでなく、作品に一体感をもたらしてくれます。

作品の中の【対比】は、視覚的な深みを生み出します。具体的には、明るい色と暗い色、でこぼこな質感と滑らかな質感、大きな形と小さな形など、相反する要素を使用します。色相環で両端に位置する色を組み合わせることで、はっきりとしたコントラストを演出できます。

【調和】により作品の構成に一つにまとまります。たとえば、作品が波線と有機的な形で構成されているとしたら、同じような線と形のみを使うことで一貫性が保てます。

【統合】は、すべての要素が組み合わさり、均整と調和のとれた「完全な一つの作品」となった時に生まれます。「統合」という言葉を説明するのは簡単ではありませんが、実際にそれを目の前にすると、人の目と脳は心地よさに包まれます。視覚的に均整と調和のとれた作品づくりに没頭している時、脳はそこに秘められた穏やかさに反応し、幸福を感じることができます。

「対称の層」で包み込む

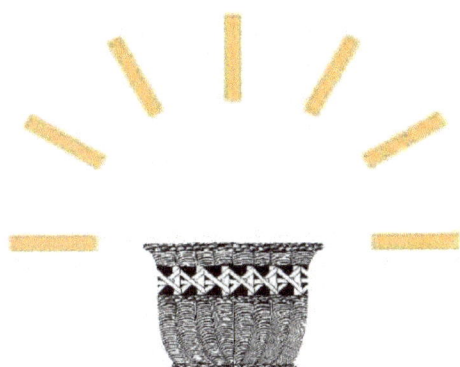

1 押し花アートは後ろから前に向かって作るものです。まず、背景の素材をバランスの取れた対称的なデザインにすることで、作品の形状を決定します。

植物の土台となる部分を先に用意することで、作品の高さと幅を決定します。これが、後から花を配置する際の「骨組み」になります。ヒューケラ、ラベンダー、サルビア、カスミソウなどの長い茎を持つ植物が使いやすいでしょう。植物を最初に接着するのは上部中央です。次に、下部左右に土台の上部とほぼ平行になるように素材を接着します。これで作品の高さと幅が決まります。扇状の残りのスペースに選んだ素材を等間隔に配置していきましょう。

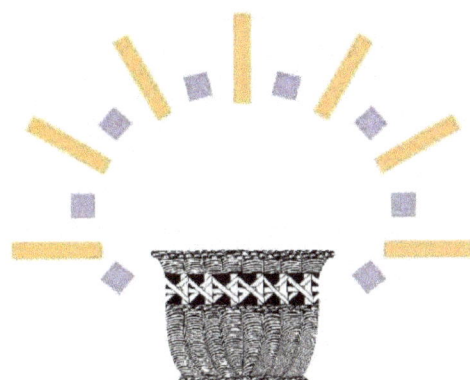

2 次に「骨組み」のつくりに応じて、サイズ、形、質感、色が完全に異なる植物を選びます。これを使用して、空いているスペースを埋めましょう。同じ種類の花が足りない場合には、似た花を交互に使ってもかまいません。これらの花を所定の位置に接着します。

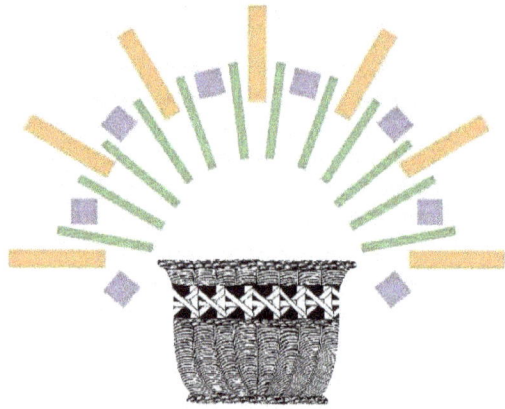

3 続いては使用する花や植物を変えます。この時点で、対称的なデザインができ始めているはずです。この層では「骨組み」で使用した植物を再び使用するか、別の茎の長い植物を選びましょう。ここでも、選んだ植物の量が十分でない場合は、色と形が似ている花を交互に用いることで層を完成させましょう。それらを所定の位置に接着します。

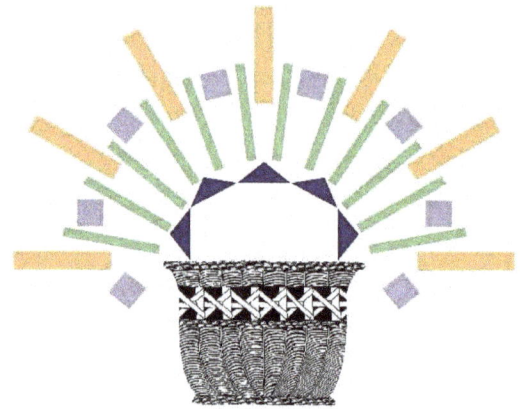

4 作品の焦点づくりに着手します。視線を集める最も鮮やかで興味深い花を配置しましょう。先の層で使用したのとは異なる形や質感の花を選択します。使用する花を決めたら、所定の位置に接着します。

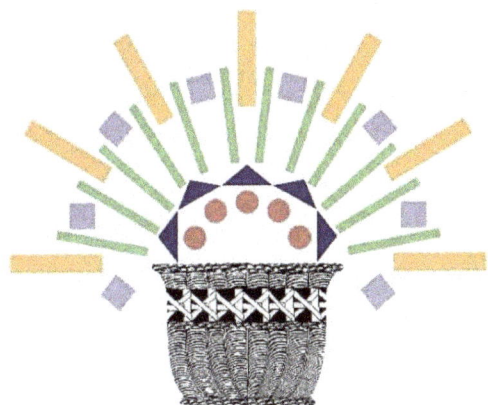

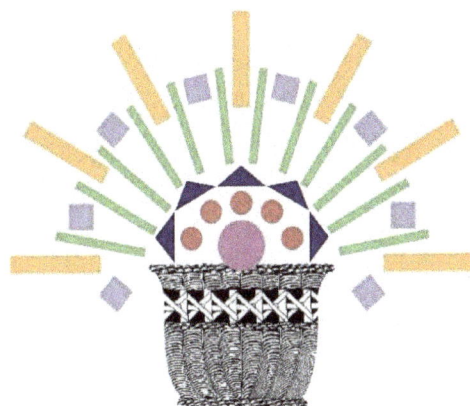

5 続いても、焦点のつくり込みです。この層で、中央から2番目の枠が決まります。透明なプラスチック製の定規を使用して調整するのがお勧めです。

6 最後に、焦点の仕上げです。中心には花を一種類だけ使用しても、小さな花を複数組み合わせてもいいでしょう。作品づくりの上で最も重要なことは、デザインに統一感があり、バランスが取れていて、面白みがあることです。他の層で既に使用している花を繰り返し使用してもいいですし、既存の花を補完する色の新しい花を取り入れてもかまいません。魅力的な作品を生み出すためには、様々な色やサイズ、質感の素材を使用することが効果的ですが、種類が多すぎるとごった返した印象になってしまうことがあります。

材料を集める

押し花アートは、生活に花を取り入れるための数ある方法の一つにすぎません。ここでご紹介している手法を真似するためには、まず材料を揃える必要があります。自分で育てた花を押し花にするにしても、数あるサイトから押し花を購入するにしても、揃えた素材によって作品の幅が決まります。当然ながら、大規模なものには多種多様な花が必要になります。たとえば、私自身、非常に複雑な作品をつくることがあるのですが、十分な種類の押し花を確実に揃えられるように、ほぼ 1 シーズン前から綿密に計画することも。とはいえ、初心者の方向けには、ハート型をお勧めします。予め決められたテンプレートに花を数種類あしらうだけで完成です。しかも、複雑な作品を生み出すのと同じくらい脳に嬉しい効果がもたらされます。

- 【押し花】あらゆる書籍やウェブサイトから押し花づくりについての詳しい情報を入手することができます。また、オンラインショップで様々な形やサイズ、色の押し花を購入可能です。

- 【構想】作品のデザインとサイズを決めましょう。そして、デザインを板紙などの厚紙に印刷します。標準的なサイズである 5×7 インチ、8×10 インチ、または 11×14 インチを選ぶことで、作品を飾る額縁にぴったり合います。

- 【色鉛筆】白黒の下書きやテンプレートに好みに合わせて色を付けるのに使います。

- 【ワックスペーパー】花を配置する場所を決めるときに、下書きやテンプレートの上にワックスペーパーを置くと便利です。配置が決まったら、紙を横にスライドさせて、花をどこに配置するのかを思い出すための確認として使用できます。ワックスペーパーは完成した作品を覆い、額装するまでの間に保護するのにも使えます。注）ワックスペーパーをラップで代用しないでください。プラスチックは花に静電気でまとわりついてしまいます。ラップを外そうとすると花が裂けてしまうので、避けるのが賢明です。

- 【シリコン接着剤またはゴムのり】花を接着する際はこのタイプの接着剤を使用します。

- 【ピンセット】花をつまむのに適したピンセットを選びましょう。

- 【クラフトナイフ】このタイプのナイフは、花を狙った場所に移動するのに便利です。

- 【つまようじ】シンプルな木のつまようじを使用して、花の裏に接着剤を塗ることができます。

- 【アクリルスプレー】これを使うことで、完成した作品をコーティングし、湿気から保護できます。時間の経過による退色を最小限に抑えるために、紫外線カット効果のあるスプレーを使用しましょう。

作品づくりの一般的な流れ

1. カード紙を使ってテンプレートを印刷するか、デザインを描画します。本書収録のテンプレートを印刷する場合は、標準的な額縁に合うように拡大してください。デザインをカード紙に印刷するときは、完成時のサイズを念頭に置いてください。額装専門店や画材屋では、標準的な寸法のカット済みのマット紙やフレームが豊富に取り揃えられています。

2. 清潔で平らな作業スペースを用意し、すべての材料を並べます。

3. お好みに応じて、色鉛筆でデザインに色を付けます。

4. 各デザインの手順通りに花を配置します。ワックスペーパーを下書きやテンプレートの上に置いて作業をすると楽になります。バランスの取れたデザインを決定したら、ワックスペーパーを横にスライドさせて、花を接着する場所の目安として使用します。

5. これで、材料を接着する準備が整いました。シリコン、ゴム系接着剤を使用しましょう。木工用ボンドは水溶性なので、押し花には不向きです。ピンセットで花をつまみ、裏側に小さな点を描くように接着剤を塗ります。ピンセットを使用して所定の位置に配置します。

6. 作品が完成したら、透明なアクリルスプレーを数回噴射してコーティングします。スプレーは換気の良い空間で使用しましょう。スプレー缶に記載された指示に従って使用してください。2回スプレーを噴射してコーティングします。

7. アクリルのコーティングが完全に乾いたら、額縁に入れるまでの間、デザインをワックスペーパーで包んで花を損傷や湿気から保護します。

ラップを絶対に使用しないでください。静電気が発生し、花がくっついたり裂けたりする可能性があります。額に入れたら、花の色を保つために直射日光の当たらないところに置きましょう。

ハート

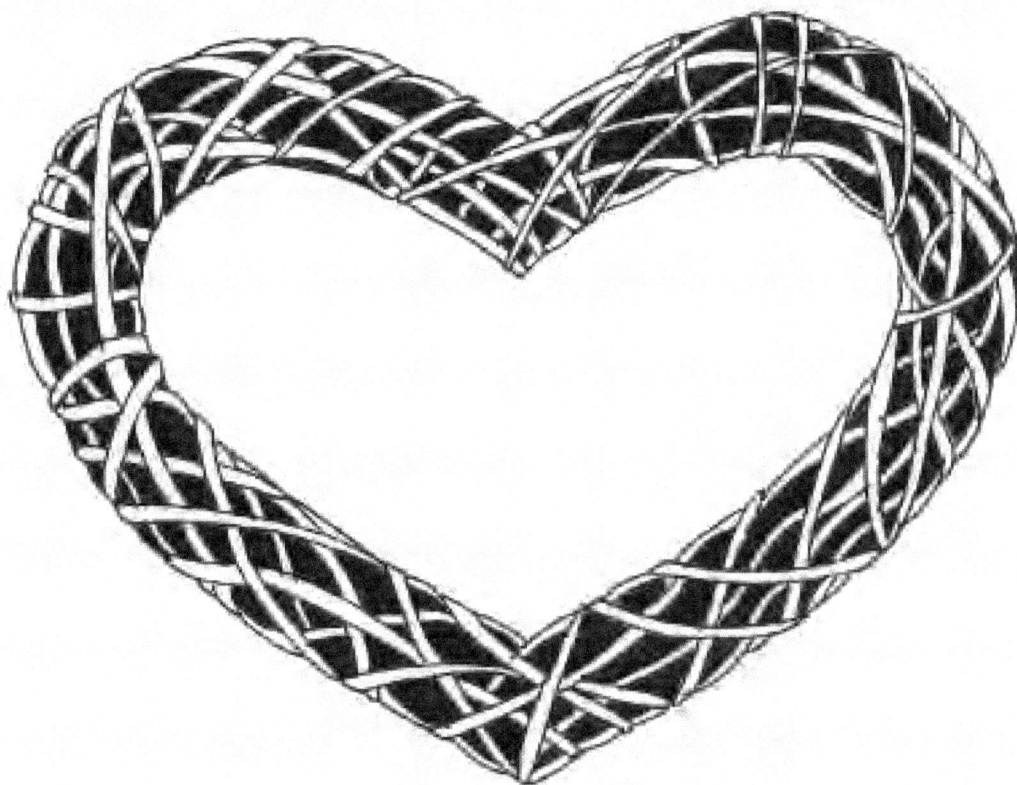

ハート（初級）

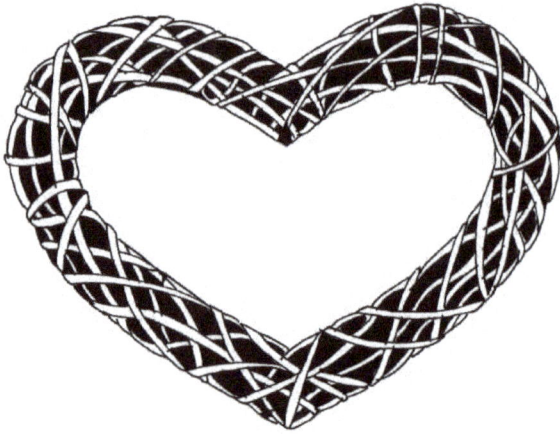

1 「ハート」のテンプレートを厚紙に印刷します。#80（80ポンド）の用紙（板紙またはカード紙とも）が最適です。白黒の下書きに色鉛筆で色を塗ります。

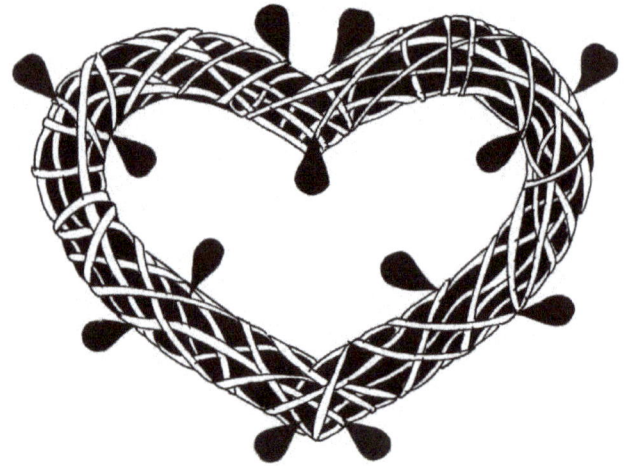

2 後方から前方に向かって一層ずつ作成していきます。バランスと全体の形を意識しながら、ハートの周りに小さな葉を配置します。位置が決まったら接着しましょう。

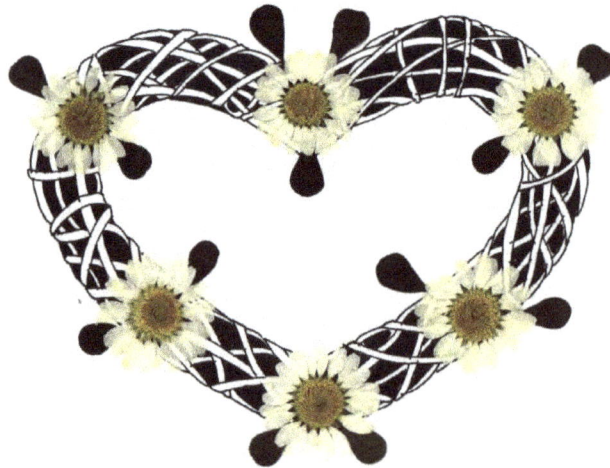

3 先ほど背景にバランスよく配置した葉に応じて、ハートの上に花を配置していきます。所定の位置に接着してください。

ハート（中級）

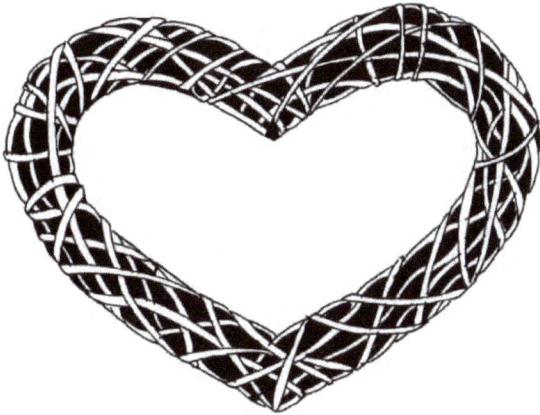

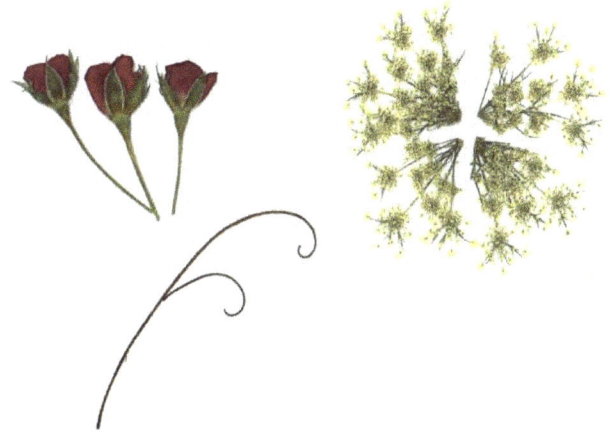

1 もう少したくさんの色を使い深み のあるデザインにしたい方は、こちらをお試しください。ハート（初級）にたったワンステップ追加するだけで、最終的な仕上がりは全く違った印象になります。お好きな花を選んでいただいても、おすすめの花を使って手順通りに作成していただいてもかまいません。

2 まず材料を揃えます。ここでは、ノブドウの木から摘んだ巻きひげを使っていますが、曲線を描く植物であればどのようなものでも、優雅さを演出してくれます。バラのつぼみはインターネットで購入し、ノラニンジンの花を2つ沿道で摘み、押し花にして、四等分にカットしました。

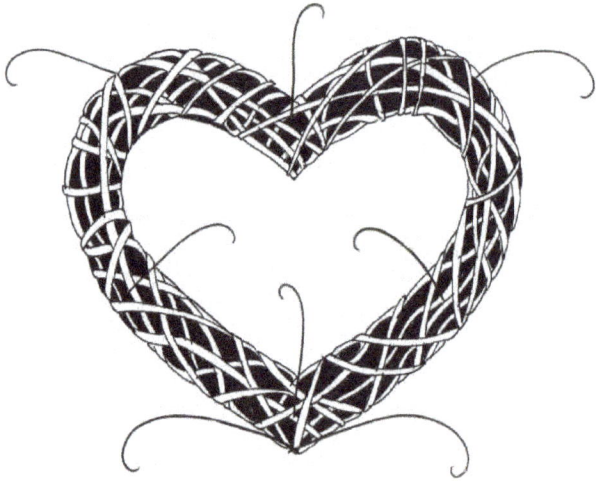

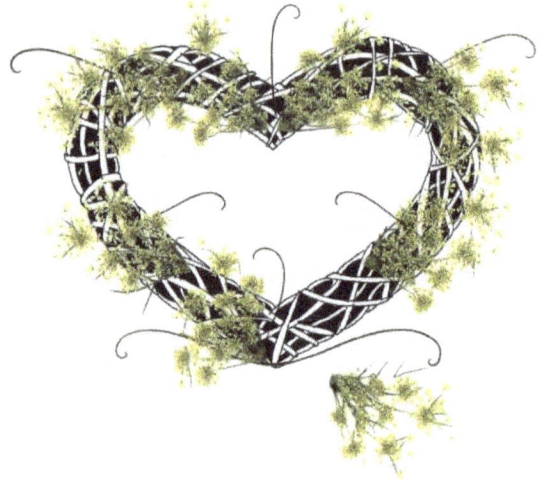

3 背景から手前に向かって移動していきます。巻きひげをハートの外周に沿ってバランスを取りながら均等に配置します。つまようじに接着剤を少し塗り、巻きひげに塗布し、所定の位置に押し当てます。

4 ノラニンジンの花を四等分にカットし、所定の位置に接着します。

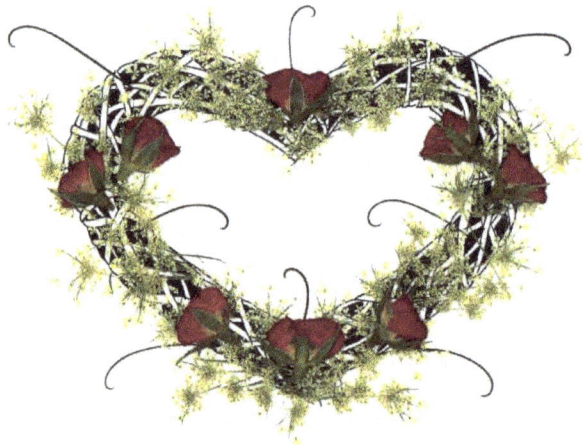

5 バランスを取りながらバラのつぼみを均等に配置し、接着します。

トピアリー

花を綺麗に重ねて所定の位置にうまく接着する方法をマスターしたら、中級レベルに進んでみましょう。自分で育てて押し花にした素材かオンラインで購入した花を使用して、以下のように進めてみてください。

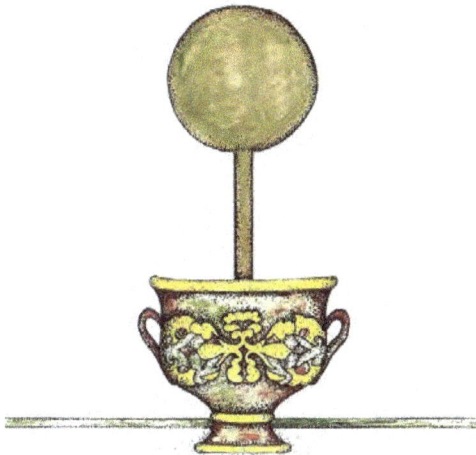

1 トピアリーのテンプレートを厚紙 に印刷します。#80（80 ポンド）の用紙（板紙またはカード紙とも）が最適です。紙の厚みが不十分だと、接着した花の重さで紙にしわが寄ってしまいますのでご注意ください。

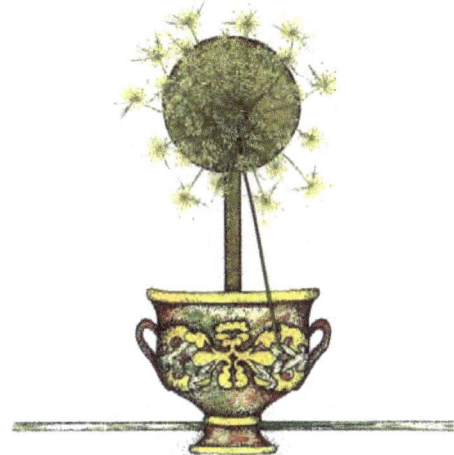

2 トピアリーの円を覆うように、均 等にノラニンジンの花を配置していきます。花のサイズによっては 1 つだけで十分な場合もあれば、3 つから 4 つ必要になることもあります。

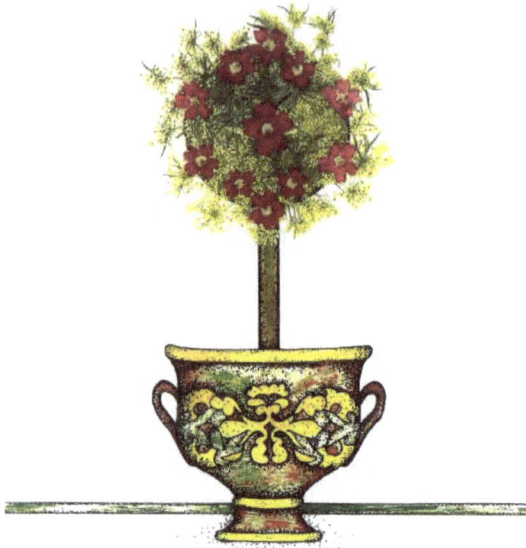

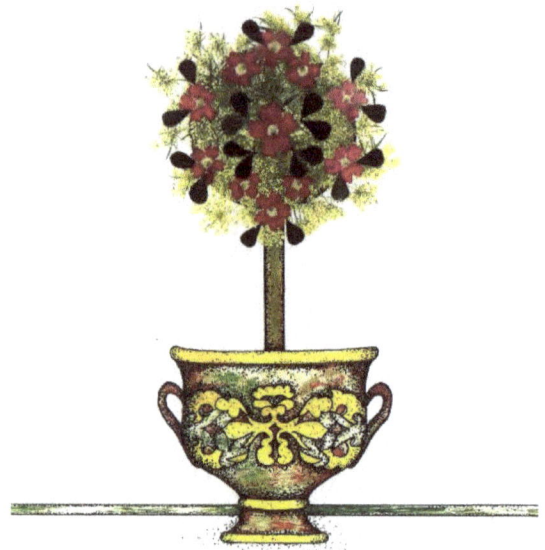

3 バランスと全体の形を意識しながら、トピアリーの円に小さな花を配置し接着します。これで基本的な作品は完成です。さらに視覚的な面白みを加えたい場合は、ステップ4に進みましょう。

4 使用した花と釣り合いの取れた小さな葉を選びます。トピアリーの円に対称的なデザインで葉を配置し接着します。

バスケット（上級）

「上級」とは言うものの気軽に楽しむことができます。まずは、十分な量の素材を用意しましょう。 このデザインではより多くの材料が必要になります。

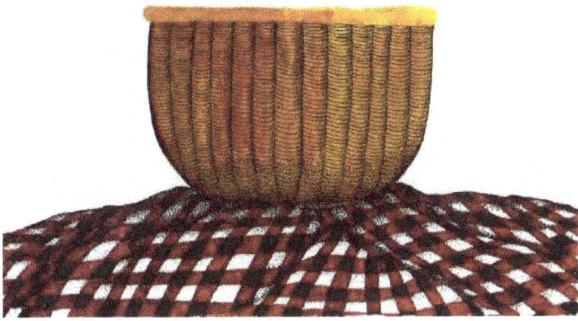

1 バスケットのテンプレートを厚手の用紙に印刷します。#80（80 ポンド）の用紙（板紙またはカード紙とも）が最適です。

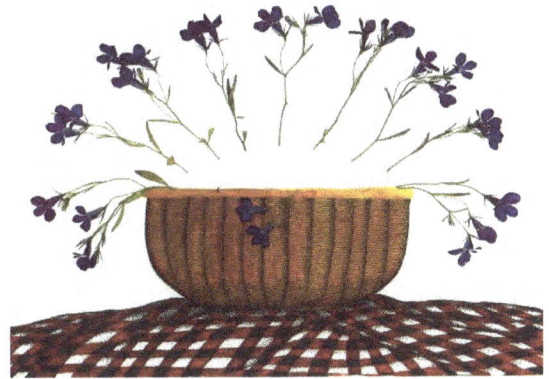

2 背景から手前に向かって移動していきます。バスケット上部に半円を 描くようにして均等に花を配置し、最初の層をつくります。扇形になります。場所が決まったら、接着しましょう。

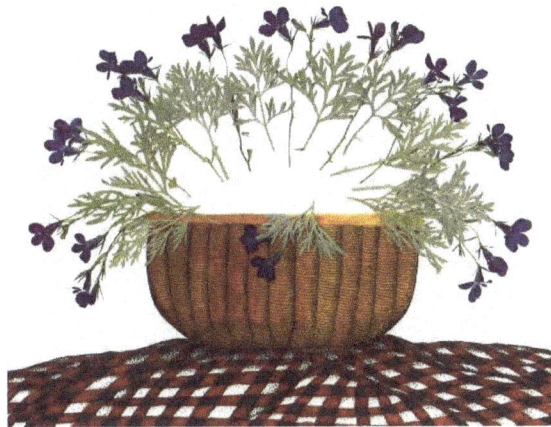

3 半円形の背景に沿って 2 番目の層をつくります。この層の植物は、最初の層のほんの少し下に配置します。場所が決まったら、接着しましょう。

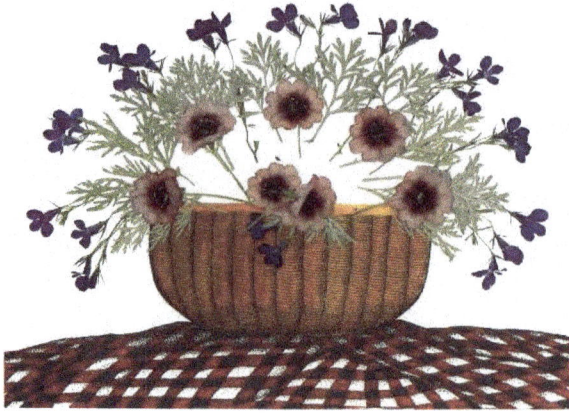

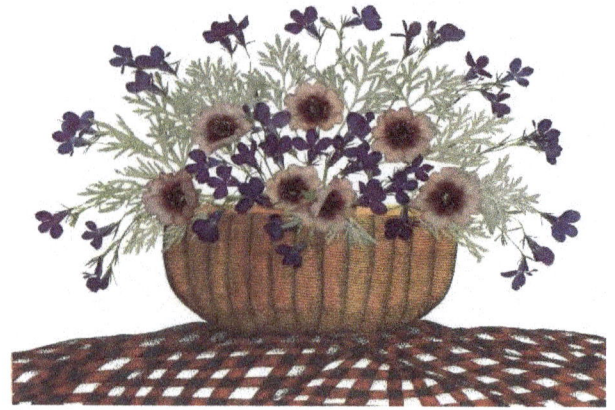

4 扇形を保ちつつ、ステップ1と2の半円状のデザインに沿って3番目の層をつくります。新しい花を使用して、焦点となる部分をつくり始めます。どのような作品でも、連続性とバランスを保つことが非常に重要です。このような小さな作品の場合、あまり多くの種類の花を使うと混み合った印象になってしまいます。視点が定まるバランスの取れた場所が必要だということを覚えておきましょう。場所を決めて接着します。

5 背景の層で使用した花で残りの空いたスペースを埋めていきます。こうすることで、作品に深みと奥行きを与えられます。しっかりと接着しましょう。

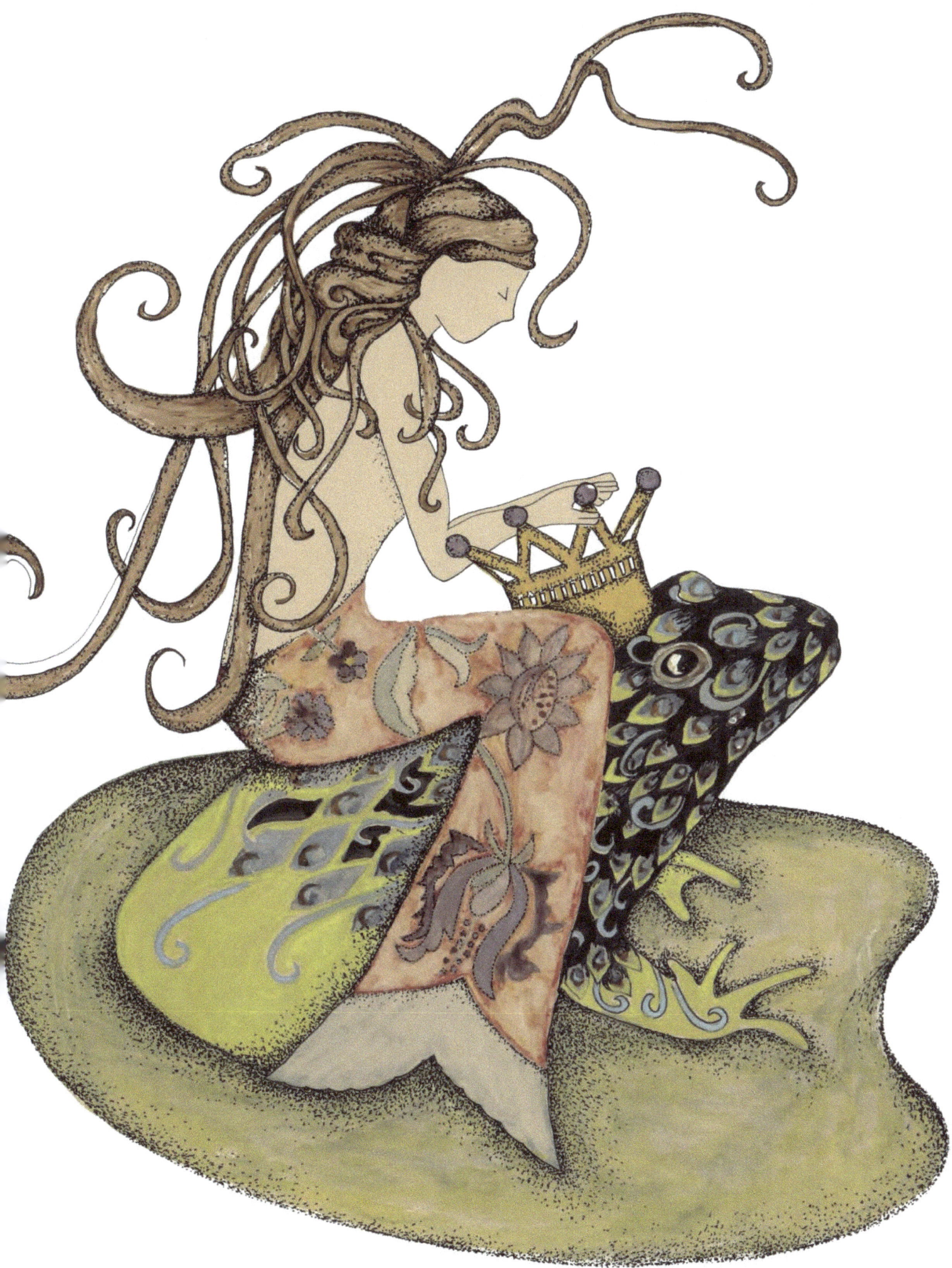

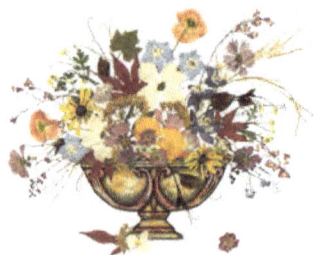

パート3

あなたの世界を
彩る

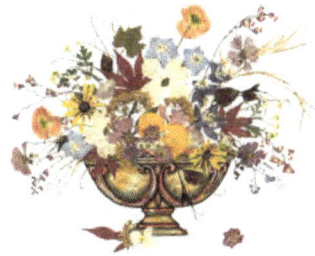

第8章

秘められた創造力を最大限に引き出す

時には「ガーデニングや押し花アートづくりをする時間がない。手軽に前向きな力を引き出したい」と思うこともあるでしょう。そのようなときは、塗り絵をするだけでも、心に華やぎを与えられます。お近くの書店の大人向けの塗り絵のコーナーで、花をモチーフにした塗り絵が簡単に見つかるはずです。

既にご紹介したように、どのような形態であれ、私たちの目が花を知覚すると、脳には一気に素晴らしい刺激がもたらされます。ガーデニングであっても、フラワーアレンジメントであっても、押し花アートであっても、花の絵を用いた塗り絵であっても、その効果は同じです。花をテーマにした塗り絵に興じることで、視覚と手の協調、細かな手の動きが促進されます。これらを司る脳の領域を刺激することで、脳のあらゆる部位が「一体」となって機能するようになります。創造的活動を経て手と脳が調和するとき、「今」に集中し、ストレスのもととなる思考を遮断することができます。

塗り絵はまた瞑想の手段としても利用できます。何世紀にもわたって、インドやチベットの宗教では、心を静め、その瞬間に集中する方法として、マンダラの作成と着色が採用されてきま

した。気分を反映する、または、強化する配色を意識的に選択することにより、創造的時間を作り出せます。音楽をかけて創造する楽しさに没頭すれば、認知機能を改善させる準備は万端です。

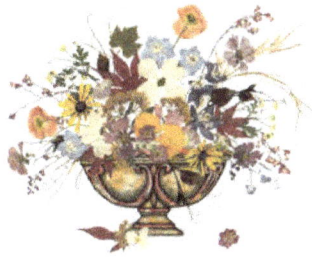

参考文献

About Flowers.com. 26 July 2004. <www.about1lowers.com/workplace/ research.htm>.

Anna, Christina. *en.m.wikipedia.org*. 14 May 2014. internet. 25 February 2017.

Augustin, Sally. "The Mental Health Bene1its of Flowers (photos)." *Huf9ington Post* 1 April 2013. web. 1 July 2016.
<www.huf1ingtonpost.com/sally-augustin/health-bene1its- 1lowers_b_2992014.html>.

Avicenna. *Canon of Medicine*. New York: AMS Press Inc., 1930. Biedermann, Hans.
Dictionary of Symbolism. New York: Penguin Books, 1994. *Biophilia Hypothesis*. 2016.
<en.m.wikipedia.org>.

Boehme, Jacob. *The Signature of All Things*. London: J.M. Dent and Sons Ltd, 1912.

Bringslimark, Tina and Terry Hartig, Grete Patil. "The Psychological bene1its of indoor plants:A critical Review of the experimental literature." *Journal of Enviromental Psychology* 29.No. 4 (2009):

422-433.

<http: //www.sciencedirect.com/science/article/pii/ S02724409000413>.

Buhner, Stephen Harrod. *The Secret Teachings of Plants*. Rochester: Bear, 2004. *BUPA*. 26 July 2004.

<www.bupa.co.uk/health_information/html/healthy_living/senior/ gardening/heal.html>.

Candace Pert, Ph.D. *Molecules of Emotion*. New york: Simon and Schuster, 1999.

Celsus, Aulus Cornelius. *en.,.wikipedia.org*. 1478.

Chiazzari, Suzy. *Flowers and Color as a Healing Tool*. 2004.
<www.positivehealth.com/permit/articles/1lowers%20Essences/ chiaz53.htm>.

Clare G. Harvey, Amanda Cochrane. *The Healing Spirits of Plants*. New York: Sterling Publishing, 2001.

Colour Therapy Healing. 24 July 2001. <www.colortherapyhealing.com/ nature/>.

Cowan, Eliot. *Plant Spirit Medicine*. Columbus, North Carolina: Swan and Raven Co., 1995.

Enchanted Mind. 26 December 1998. 2001. <enchantedmind.com/ html/emotion/htm>.

Eva C. Worden, Theodora M. Frohne, Jessica Sullivan. "Horticultural Therapy." 2004. <edis.ifas.u1l.edu>.

Floriograpghy: The Language of Flowers in the Victorian Era. 9 August 2011. 2016. <www.pro1lowers.com/blog/1loriography- language- 1lowers- victorian- era>.

Florists, Society of American. *9lowers=happiness*. 22 September 2000. <www.about1lowers.com/happier.html>.

Ford-Martin, Paula. "The Gale Encyclopedia of Alternative Medicine: Color Therapy." 24 July 2002. *9indarticles.com*. <www.1indarticles.com/cf_dls/g2603/0002/2603000292/p1/ article.jhtml>.

Fromm, Eric. *The Heart of Man*. Harper and Row, 1964.

Frutiger, Adrain. *Signs and Symbols. Their Design and Meaning*. New York: Van Nostrand Reinhold, 1989. book.

Gene D. Cohen, MD, Ph.D. *The Creative age: Awakening Human Potential in the Second Haldf of Life*. New york: William Morrow Paperbacks, 2001.

Goin, Linda. *The Element of Color*. 2 December 2001. <www.graphicdesinbasics.com/article1004.html>.

Hammer-Purgstall, Baron Joseph von. "Sur le language des 1leurs." *Fundgruben des Orients, Volume 1* 1809: 32-42. magazine.

Hanna-Ippai. n.d.

Haviland-Jones, Jeannette. "An Enviromental Approach to Positive Emotin: Flowers." *Evolutionary Psychology* 3.1 (2005).

Hioe, Shirai. *Studies on Current Ideas of Green Space Conservation in Cities*. 25 July 1976. <iss.ndl.go.jp>.

Hirata, Dr. Koichi. *Ef9icacy of Oshibana Therapy* NHK TV. Tokoyo, 2001. Television Documentary.

Hoffman, lina. *The Psychology of Color.* 28 April 2002. <www.decoratingstudio.com/archives/physccolorarticle/ phycofcolorarticle>.

Hom, Elaine J. *What is the Fibonacci Sequence?* 14 June 2013. <www.livescience.com>. Honeywell, E.R. *Priciples of Flower Arrangement.* Lafayette: Perdue University, 1958. Jeanette HavilandJones, Ph.D. *Exclamations online 9lowers.* 2001. Jeannette Haviland-Jones, Ph.D. *The Flowers &Seniors Study Research Methodology.* 2001. McDonnell, keelin. *www.sate.com.* 15 feburary 2006. internet. 26 february 2017. McLeod, Saul. *Carl Jung.* 2014.

Montagu, Lady May Wortley. *The Turkish Embassy Letters.* London: Virago Press, 1994.

Nightengale, Florence. *Notes on Nursing.* New York: D. Appleton and Company, 1860.

Patil, Biorn Grinde and Grete Grndal. "Biophillia: Does Visual Contact with Nature Impact on Health and Well-Being?" *International Journal of Enviromental Research and Public Health* (2009): 2332-2343. 1 July 2016. <www.ncbi.nlm.nih.gov/pmc/articles/PMC2760412>.

Paul Nussbaum, PH.D. *Brain Health and Wellness.* Tarentum, Pennsylvania: Word association Publishers, 2003.

Peter Tompkins, Christopher Bird. *The Secret Life of Plants.* New York: Harper and Row, 1973.

Petrovska, Biljana Bauer. "Historical Review of Medicinal Plants' usage." *Pharmacognosy Review* Jan-Jun (2012): 1-5. <www.ncbi.nlm.nih.gov/pmc/articles/PMC3358962/>.

Pioneer Thinking. 15 July 2004. <www.pioneerthinking.com/ 1lowerswellbeing.html>.

Potter, Mary. "Detecting Meaning in RSVP at 13 ms per picture." *Attention, Perception and Psychophysics* (2014): 270-279.

Powell, Claire. *The Meaning of Flowers.* Boulder, Colorado: Shambhala Publications, Inc., 1977.

Roly Russell, Anne D. Guerry, Patricia Balvanera, Rachelle K. Gould, Xavier Basurto, Kai M.A. Chan, Sarah Klain, Jordan Levine, Jordan Tam. "Humans and Nature: How Knowing and Experiencing Nature Affect Well-Being." *The Annual Review of Enviroment and Resources* 38 (2013): 473-502. <http:// environ.annualreview.org>.

S.Shibata, N. Suzuki. "Effects of an Indoor plant on Creative Task Performance." *Scandinavian Journal of Psychology* (2004): 373-81.

Seong-Hyun Park, Richard H. Mattson. "Effects of Flowering and Foliage Plants in Hospital Rooms on Patients Recovering from Abdominal Surgery." *hortTechnology* 18 (2008): 563-568. May 2009.

Tama Duffy Day, FASID. *The Healing Use of Light and Color.* 1 February 2008. 2016. <www.healthcaredesignmagazine.com/print/article/ healing- use- light- and- color>.

The Editors of Encyclopaedia Britannica. *Collective Unconsciuos.* n.d. <www.britannica.com>.

Tonttu, Nobuo. *International Pressed Flower Art Book Vol. I.* Nihon Vogue, 1997.

Truth Inside of You. 2014.

Ulrich, Rodger S. "A Theory of Supportive Design for Healthcare Facilities." *Journal of healthcare Interior Design* (1997): 97-107.

—. "View Through a Window May In1luence Recovery from Surgery." *Science* 27 April 1984: p420.

Virgina Lohr, C. H. Pearson-Mims, G.K.Goodwin. "Impact of interior Plants on Human Stress and Productivity." *Journal of Enviromental Horticulture* (1996): 97-100.

Wikipedia Foundation, Inc. *Language of 9lowers.* 7 July 2016. <http: // en.wikipedia.org/wiki/language_of_1lowers>.

Wolchover, Natalie. *www.livescience.com.* 31 July 2012. internet. 12/23 december 2016.
Wood, Betty. *The Healing Power of Color.* Rochester, Vermont: Destiny Books, 1998. *About Flowers.com.* 26 July 2004. <www.about1lowers.com/workplace/research.htm>.

Augustin, Sally. "The Mental Health Bene1its of Flowers (photos)." *Huf9ington Post* 1 April 2013. web. 1 July 2016. <www.huf1ingtonpost.com/sally-augustin/health-bene1its- 1lowers_b_2992014.html>.

Avicenna. *Canon of Medicine.* New York: AMS Press Inc., 1930. Biedermann, Hans. *Dictionary of Symbolism.* New York: Penguin Books, 1994. *Biophilia Hypothesis.* 2016. <en.m.wikipedia.org>.
Boehme, Jacob. *The Signature of All Things.* London: J.M. Dent and Sons Ltd, 1912.

Bringslimark, Tina and Terry Hartig, Grete Patil. "The Psychological bene1its of indoor plants:A critical Review of the experimental literature." *Journal of Enviromental Psychology* 29.No. 4 (2009):

422-433.

<http: //www.sciencedirect.com/science/article/pii/ S02724409000413>.

Buhner, Stephen Harrod. *The Secret Teachings of Plants*. Rochester: Bear, 2004. *BUPA*. 26 July 2004.

<www.bupa.co.uk/health_information/html/healthy_living/senior/ gardening/heal.html>.

Candace Pert, Ph.D. *Molecules of Emotion*. New york: Simon and Schuster, 1999.

Celsus, Aulus Cornelius. *en.,.wikipedia.org*. 1478.

Chiazzari, Suzy. *Flowers and Color as a Healing Tool*. 2004.

<www.positivehealth.com/permit/articles/1lowers%20Essences/ chiaz53.htm>.

Clare G. Harvey, Amanda Cochrane. *The Healing Spirits of Plants*. New York: Sterling Publishing, 2001.

Colour Therapy Healing. 24 July 2001. <www.colortherapyhealing.com/ nature/>.
Cowan, Eliot. *Plant Spirit Medicine*. Columbus, North Carolina: Swan and Raven Co., 1995.
Enchanted Mind. 26 December 1998. 2001. <enchantedmind.com/html/emotion/htm>.

Eva C. Worden, Theodora M. Frohne, Jessica Sullivan. "Horticultural Therapy." 2004.
<edis.ifas.u1l.edu>.

Floriograpghy: The Language of Flowers in the Victorian Era. 9 August 2011. 2016.
<www.pro1lowers.com/blog/1loriography- language- 1lowers- victorian- era>.

Florists, Society of American. *9lowers=happiness*. 22 September 2000.
<www.about1lowers.com/happier.html>.

Ford-Martin, Paula. "The Gale Encyclopedia of Alternative Medicine:
Color Therapy." 24 July 2002. *9indarticles.com*.
<www.1indarticles.com/cf_dls/g2603/0002/2603000292/p1/ article.jhtml>.

Fromm, Eric. *The Heart of Man*. Harper and Row, 1964.

Gene D. Cohen, MD, Ph.D. *The Creative age: Awakening Human Potential in the Second Haldf of Life*. New york: William Morrow Paperbacks, 2001.

Goin, Linda. *The Element of Color*. 2 December 2001.
<www.graphicdesinbasics.com/article1004.html>.

Hanna-Ippai. n.d.

Haviland-Jones, Jeannette. "An Enviromental Approach to Positive Emotin: Flowers." *Evolutionary Psychology* 3.1 (2005).

Hioe, Shirai. *Studies on Current Ideas of Green Space Conservation in Cities.* 25 July 1976. <iss.ndl.go.jp>.

Hirata, Dr. Koichi. *Ef9icacy of Oshibana Therapy* NHK TV. Tokoyo, 2001. Television Documentary.

Hoffman, lina. *The Psychology of Color.* 28 April 2002. <www.decoratingstudio.com/archives/physccolorarticle/ phycofcolorarticle>. Hom, Elaine J. *What is the Fibonacci Sequence?* 14 June 2013. <www.livescience.com>. Honeywell, E.R. *Priciples of Flower Arrangement.* Lafayette: Perdue University, 1958. Jeanette HavilandJones, Ph.D. *Exclamations online 9lowers.* 2001.

Jeannette Haviland-Jones, Ph.D. *The Flowers &Seniors Study Research Methodology.* 2001. McLeod, Saul. *Carl Jung.* 2014.

Nightengale, Florence. *Notes on Nursing.* New York: D. Appleton and Company, 1860.

Patil, Biorn Grinde and Grete Grndal. "Biophillia: Does Visual Contact with Nature Impact on Health and Well-Being?" *International Journal of Enviromental Research and Public Health* (2009): 2332-2343. 1 July 2016. <www.ncbi.nlm.nih.gov/pmc/articles/PMC2760412>.

Paul Nussbaum, PH.D. *Brain Health and Wellness.* Tarentum, Pennsylvania: Word association Publishers, 2003.

Peter Tompkins, Christopher Bird. *The Secret Life of Plants.* New York: Harper &Row, 1973. Petrovska, Biljana Bauer. "Historical Review of Medicinal Plants' usage." *Pharmacognosy Review* Jan-Jun (2012): 1-5. <www.ncbi.nlm.nih.gov/pmc/articles/ PMC3358962/>.

Pioneer Thinking. 15 July 2004. <www.pioneerthinking.com/ 1lowerswellbeing.html>.

Potter, Mary. "Detecting Meaning in RSVP at 13 ms per picture." *Attention, Perception & Psychophysics* (2014): 270-279.

Powell, Claire. *The Meaning of Flowers.* Boulder, Colorado: Shambhala Publications, Inc., 1977.

Roly Russell, Anne D. Guerry, Patricia Balvanera, Rachelle K. Gould,

Xavier Basurto, Kai M.A. Chan, Sarah Klain, Jordan Levine, Jordan Tam. "Humans and Nature: How Knowing and Experiencing Nature Affect Well-Being." *The Annual Review of Enviroment and Resources* 38 (2013): 473-502. <http:// environ.annualreview.org>.

S.Shibata, N. Suzuki. "Effects of an Indoor plant on Creative Task Performance." *Scandinavian Journal of Psychology* (2004): 373-81.

Seong-Hyun Park, Richard H. Mattson. "Effects of Flowering and Foliage Plants in Hospital Rooms on Patients Recovering from Abdominal Surgery." *hortTechnology* 18 (2008): 563-568. May 2009.

Tama Duffy Day, FASID. *The Healing Use of Light and Color*. 1 February 2008. 2016. <www.healthcaredesignmagazine.com/print/article/ healing- use- light- and- color>.

The Editors of Encyclopaedia Britannica. *Collective Unconsciuos*. n.d. <www.britannica.com>. *Truth Inside of You*. 2014.

Ulrich, Rodger S. "A Theory of Supportive Design for Healthcare Facilities." *Journal of healthcare Interior Design* (1997): 97-107.

—. "View Through a Window May In1luence Recovery from Surgery." *Science* 27 April 1984: p420.

Virgina Lohr, C. H. Pearson-Mims, G.K.Goodwin. "Impact of interior Plants on Human Stress and Productivity." *Journal of Enviromental Horticulture* (1996): 97-100.

Wikipedia Foundation, Inc. *Language of 9lowers*. 7 July 2016. <http: // en.wikipedia.org/wiki/language_of_1lowers>.

Wood, Betty. *The Healing Power of Color*. Rochester, Vermont: Destiny Books, 1998.

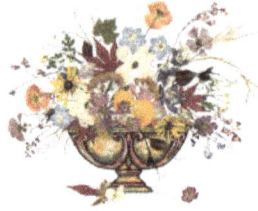

著者について

スーザン・フェイス

レジスタードナース（登録看護師）であり、アルツハイマー病と関連する認知症ケアに特化した認知症の専門家。介護と認知症ケアの分野で長年活躍。この症状を抱える人々に寄り添い、過去 30 年にわたり、多くの認知症患者の家族を支援してきた。その専門性を活かし、アルツハイマーや認知症の治療に関する専門家育成を目的とした数々のカリキュラムの開発に貢献。

同時に受賞歴を誇る押し花アーティスト、イラストレーターとしても活動。ペンを用いたイラストと、ケープコッドにある自宅の庭から摘んでつくりあげた押し花を組み合わせたユニークな作品は、世界中の様々な押し花作成技術を研究してきた賜物。20 年以上、英国押花ギルド（Pressed Flower Guild of Great Britain）、世界押花芸術協会、ならびに世界押花ギルド（World Wide Pressed Flower Guild）に所属。言語の壁を超え喜びをもたらす押し花の技術を広めるために、精力的に世界中を飛び回ってきた。

花は様々な形で人の魂を癒すことが昔から知られています。より多くの人を自然界と結び付けたいという願いから『あなたの心に華やぎを』が生まれました。本書には脳の働きを改善してくれる花の力を誰もが活用できるようにしたい、という切なる想いが込められています。

イラストについて

本書の表紙に、そして挿絵として使用されているイラストはすべてスーザンにより作成されたものです。他のイラストやデザインは、 www.natureofdesign.com からご覧いただけます。

www.ingramcontent.com/pod-product-compliance
Lightning Source LLC
Chambersburg PA
CBHW042354030426
42336CB00029B/3473